本书由山西省"1331工程"重点创新团队建设计划资助

《健康人文》丛书（第三辑）

总主编 段志光 刘 星

中医思维读本

主 编 李 俊

副主编 师建梅

编 委 （按姓氏笔画排序）

王 艳 王 萍 王维峰 尹冬青 师建梅

李 俊 张秀峰 陈淑娟 鹿 云 薛 聆

人民卫生出版社

图书在版编目（CIP）数据

中医思维读本 / 李俊主编 . —北京：人民卫生出版社，2019

（健康人文丛书 . 第三辑）

ISBN 978-7-117-29598-7

Ⅰ . ①中… Ⅱ . ①李… Ⅲ . ①中国医药学 Ⅳ . ①R2

中国版本图书馆 CIP 数据核字（2019）第 297019 号

人卫智网	**www.ipmph.com**	医学教育、学术、考试、健康，购书智慧智能综合服务平台
人卫官网	**www.pmph.com**	人卫官方资讯发布平台

中医思维读本

主　　编：李　俊

出版发行：人民卫生出版社（中继线 010-59780011）

地　　址：北京市朝阳区潘家园南里 19 号

邮　　编：100021

E － mail：pmph @ pmph.com

购书热线：010-59787592　010-59787584　010-65264830

印　　刷：三河市博文印刷有限公司

经　　销：新华书店

开　　本：710×1000　1/16　印张：13

字　　数：220 千字

版　　次：2019 年 12 月第 1 版　2019 年 12 月第 1 版第 1 次印刷

标准书号：ISBN 978-7-117-29598-7

定　　价：39.00 元

打击盗版举报电话：010-59787491　E-mail：WQ @ pmph.com

质量问题联系电话：010-59787234　E-mail：zhiliang @ pmph.com

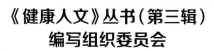

《健康人文》丛书（第三辑）
编写组织委员会

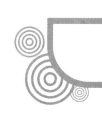

总　序

　　党的十九大报告指出，"文化是一个国家、一个民族发展中更基本、更深沉、更持久的力量"。中医药是中华优秀传统文化的重要组成部分，中医药文化自信是中华民族文化自信的重要组成部分。《中共中央国务院关于促进中医药传承创新发展的意见》提出，传承创新发展中医药对弘扬中华优秀传统文化、增强民族自信和文化自信具有重要意义。在健康中国建设与中医药事业发展的新时代，传承中医药文化，坚定中医药文化自信是坚持文化自信的必然要求，必将丰富文化自信的内涵，因而具有重要的理论意义。同时中医药文化自信教育有助于提升大学生的民族自豪感，提高大学生的思想道德素质，是落实"立德树人"根本任务，人才培养首要任务的重要抓手，因而具有重大的现实意义。

　　山西中医药大学坚持学深悟透习近平新时代中国特色社会主义思想和党的十九大精神，深入学习贯彻习近平总书记关于高等教育和中医药发展的重要论述，贯彻落实全国教育大会、全国中医药大会等会议精神，紧紧围绕立德树人根本任务，以中医药文化自信教育为人才培养首要任务，以提高师生医护员工中医药文化自信为出发点和落脚点，出台《山西中医药大学关于开展中医药文化自信教育的通知》，启动中医药文化自信教育，积极探索构建科学规范、系统完善的中医药文化自信教育体系。

　　在开展中医药文化自信教育的进程中，我们深切地感受到中医药文化自信教育不仅是高校的职能、教师的责任和学生的本分，也是传承精华、守正创新，推动中医药事业和产业高质量发展，推动中医药走向世界的根本动力；同时发现中医药文化自信教育教材的缺失与匮乏，于是提出编写一套创新教材的想法，并将丛书定位于既是面向在校生的创新教材，也是面向社会各界人士的科普读物。

　　本套丛书按照启蒙先导、通俗易懂、重点突出、由博返约的编写主旨，注重丛书的系统性与独立性、选材的典型性与普及性、形式的多样性与趣味性、内容的科学性与针对性的统一。

丛书以提高读者中医药健康文化素养为目标,立足优秀中国传统文化视角,围绕中医药文化内涵,突出中医药学科特点,以中医药学基本理论为主线,以经典案例故事为载体,内容既包括中医药学的哲理医理,又广泛涉及哲学、艺术、历史、美学等领域,力求做到健康人文与中医药学、传统与现代、传承与发展的有机结合,引导读者在领略中医药文化魅力的基础上,坚定文化自信,弘扬中医之美。

丛书由山西省"1331 工程"重点创新团队(中医学医教协同"5+3"人才培养研究创新团队)建设计划(晋教科[2017]12 号)资助。

由于编写者经验和水平有限,纰漏之处,在所难免,还请各位读者不吝批评指正。

段志光 刘 星
2019 年 10 月于山西中医药大学

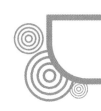

前　言

　　中医药学是中华民族几千年来同疾病作斗争的实践总结和理论升华,凝聚着深邃的哲学智慧和中华民族的健康养生理念及经验,是打开中华文明宝库的一把钥匙,对推进人民健康事业发挥着独特的作用。

　　今天,中医药振兴迎来了天时、地利、人和的大好时机。但我们必须清醒地认识到,中医药发展也面临着中医药特色淡化、中医药理论和技术方法创新不足、中医药发展基础条件差、领域趋于萎缩和人才匮乏等方面的危机。2016年,国务院印发的《中医药发展战略规划纲要(2016—2030年)》这样描述:中医药资源总量仍然不足,中医药服务领域出现萎缩现象,基层中医药服务能力薄弱,发展规模和水平还不能满足人民群众健康需求;中医药高层次人才缺乏,继承不足、创新不够。可见,中医药生存发展的实际状况仍不容乐观,中医药西化问题依然严重,中医药缺乏主体性地位。从中医院收入结构的比重来看,有的中医院里西医西药的收入一度占到70%左右,中医院的主要收入并非来自中医药,这是中医药的生存危机,是中医药人不自信的表现。因此,提高中医药文化自信,培养真懂、真信、真用中医的"三真"铁杆中医人才,继承好、发展好、利用好中医药这一祖先留给我们的宝贵财富,是时代赋予广大中医人的历史责任。

　　中医药作为中国独创的医学体系,历经几千年依然屹立于世界医林,没有被改造、代替甚至消失,就在于其独特的临床疗效以及相对独立、稳定的思维模式。王琦教授指出:"中医原创思维的研究首先要回答中医总体思维模式是什么,抓住了思维模式就抓住了理论体系的灵魂和核心,抓住了基本的规律和特征。"因为中医思维是中医理论的灵魂,是中医药得以千年传承的根脉,是决定中医药未来发展走向的指导。中国传统文化之所以能够长盛不衰、绵延不绝,就在于有一套以汉字语言系统为载体的思维系统;中医学历经几千年传承至今,也在于保留传承了一套以"气-阴阳-五行"思维模型为内核的中医思维体系。

然而,一百多年以来,随着西学东渐的步伐铿锵而进,中西方文化激烈碰撞,中国人睁开眼睛看世界,也放眼世界看中医。在"德先生"和"赛先生"被请进来的同时,以分析实证为特征的西方现代形式逻辑思维,被尊为探索世界的唯一认识模式。西方人甚至我们的同胞,用"西眼"和"科研"看中国,用现代科学思维评判中国传统,对中国传统文化任意裁剪,把西方文化等同于先进文化,中国传统文化成了"落后文化"的代名词,遭遇到不公正的对待。中医药学作为中国传统文化的重要载体,也一度遭受不公正待遇。中医学作为古代科学的瑰宝,庇佑中华民族健康繁衍几千年。然而,由于和西方思维方式的差异,她蕴涵的生命智慧和健康养生理念被质疑、否定,彻底丧失其主体性地位,中医严重西化和同化,甚至其生存的合法地位也险被国民政府取缔。国医大师路志正教授说:"近百年来,社会各层面对中医质疑之声不断,我想这主要是由于思维模式不同造成的,思维模式不同导致认识上的差异。"

工欲善其事,必先利其器。研究和传承中医原创思维势在必行。提高中医药文化自信必须注重把握中医理论精髓,挖掘中医药精华,发挥中医药优势,提升中医医疗效果,而根本在于传承创新中医思维方法。树立中医药文化自信必须解决理论思维问题,必须坚持中医原创思维的研究和传承创新,要用"中眼"看中国、看中医,这是实现振兴中医药的根本所在。中国社会科学院的方克立教授认为:"从思维模式的角度去认识中医理论的独特性、科学性、现实性及其局限性,可能是一条比较可行的道路。"王琦教授强调:"中医药行业有了《中医药法》《中医药白皮书》,中医药发展上升为国家战略,中医药迎来'天时、地利、人和'的大好发展时机。但如果中医人不解决理论思维的问题,'上热下寒''表热里寒'问题只会愈加严重。"

本书编写宗旨就是促进人们对中医思维的研究和认识,培养、传承中医思维方式,提升中医思维能力,增强中医药文化自信。中国传统哲学作为中国传统文化的核心与灵魂,其思维方式作为文化基因,深深地影响着中医学的发展,为中医学理论体系的构建和临床实践提供方法论指导,同时也决定了中医学作为中国原创的生命科学体系的发展基调和未来方向。本书立足中国传统哲学思维与中医思维之间一脉相承的内在关系,着力分析中国传统哲学思维对中医思维方式的影响,试图对中医思维方式的哲学渊源、中医思维特征、中医思维方法以及与现代西医思维方式的本质区别等问题进行阐释。

本书编写大纲由李俊提出,第一章"中国传统哲学与中医思维"由李俊撰写;第二章"中华周易与中医思维"由王维峰撰写;第三章"精气学说与中医思维"由张秀峰撰写;第四章"阴阳学说与中医思维"由师建梅撰写;第五章"五行学说与中医思维"由陈淑娟撰写;第六章"道家哲学与中医思维"由尹冬青撰写;第七章"儒家哲学与中医思维"由王萍撰写;第八章"中医生命观"由王艳撰写;第九章"中医思维方式"、第十章"中医的思维方法"由薛聆撰写;第十一章"中西医思维方式之比较"由鹿云撰写。李俊和师建梅对全书进行统稿,陈淑娟协调编写工作诸多事宜。

思维问题复杂高深且涉及领域广阔,中医学作为古老的生命科学体系,又处于现代科学快速发展的背景下,思维研究更加困难。虽然编写组成员尽心竭力,但由于时间仓促、能力有限,本书难免存在不足甚或错漏之处,敬请读者及时批评指正,鞭策我们深化中医思维研究,以便再版时修订和完善。

李　俊
2019 年 10 月于太原

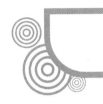

目　录

第一章　中国传统哲学与中医思维 ················· 1

第一节　中国传统哲学智慧················· 1
一、哲学智慧乃无用之大用················· 1
二、中国先哲对人性与天道的追问················· 2
三、性道之学与器技之学················· 5
第二节　中国传统思维方式与中医思维················· 6
一、思维乃"地球上最美丽的花朵"················· 6
二、中国古代哲学辩证思维传统················· 9
三、中医思维之守正与创新················· 10

第二章　中华周易与中医思维················· 16

第一节　《易经》与《易传》················· 16
一、《易经》················· 17
二、《易传》················· 19
第二节　医易相通与中华医道精神················· 19
一、《周易》的主要思想成就················· 19
二、易学思想对中医基本思想的影响················· 22
第三节　中医学对《周易》思维方式的吸收与运用················· 27
一、道器合一················· 28
二、时空并重,时间为主················· 30
三、天人合一················· 34
四、取象比类················· 37

第三章　精气学说与中医思维……………………………42

　第一节　宇宙万物之本原……………………………42
　　一、精气是构成世界万物的本原……………………42
　　二、"天地合气,万物自生"…………………………43
　第二节　中医精气与生命本质………………………44
　　一、"天地合气,命之曰人"…………………………44
　　二、人之生死赖乎气…………………………………45
　第三节　中医精气之辩证思维………………………45
　　一、精气学说与中医学整体观念的构建……………45
　　二、"百病生于气"与"以平为期"……………………46
　　三、聚精在于养气,养气在于存神……………………47

第四章　阴阳学说与中医思维……………………………51

　第一节　阴阳天地之道………………………………51
　　一、阴阳变化为"神明之府"…………………………51
　　二、"阴阳者,天地之道也"…………………………53
　　三、阴阳属性的相对性………………………………54
　第二节　阴阳交感互动………………………………55
　　一、何谓"阴阳交感"?………………………………55
　　二、如何理解阴阳的"互根互用"……………………56
　　三、从寒暑交替来理解阴阳消长制约之理…………57
　　四、从"寒极生热""热极生寒"理解阴阳的转化……59
　第三节　中医阴阳之辩证思维………………………60
　　一、生之本,本于阴阳…………………………………60
　　二、"日出而作"与"日落而息"………………………61
　　三、生命的和谐状态"阴平阳秘"……………………62
　　四、"阳胜则热"与"阴虚则热"………………………63
　　五、"阴胜则寒"与"阳虚则寒"………………………64
　　六、损其有余,补其不足,以平为期…………………65

第五章 五行学说与中医思维 ·· 67

第一节 认知五行 ·· 67
一、五行溯源 ·· 67
二、何谓五行 ·· 68
三、五行归类 ·· 69

第二节 五行生克制化 ·· 70
一、五行相生与相克 ·· 70
二、五行制化 ·· 71
三、五行生克异常 ·· 72

第三节 中医五行之整体思维 ·· 74
一、"五行"范畴是中医学整体性思想的渊源 ·································· 74
二、中医学整体思维的具体体现 ·· 75
三、中医学整体思维的临床应用 ·· 77

第六章 道家哲学与中医思维 ·· 80

第一节 道本体论 ·· 80
一、老子"道"为万物本原的哲学思想 ······································ 80
二、庄子"道通为一"的哲学思想 ·· 82

第二节 道法自然与中医虚静顺势思维 ·· 84
一、"道法自然" ··· 84
二、"玄览静观"认识论与中医虚静顺势思维 ································· 86

第三节 贵无轻有与中医重用轻体思维 ·· 88
一、"贵无轻有" ··· 88
二、中医重用轻体思维 ·· 89

第四节 崇阴思想与中医滋阴理论 ·· 90
一、崇阴思想 ·· 90
二、中医滋阴理论 ·· 92

第七章　儒家哲学与中医思维 ················· 94

第一节　中庸之道与阴阳调和思维 ·············· 94
一、中庸之道——儒家哲学之精髓 ················ 94
二、阴阳调和——中医理论之基石 ················ 96

第二节　仁孝伦理与医乃仁术 ················· 98
一、"仁孝一体"——儒家的伦理内核 ·············· 98
二、儒家伦理对中医医德的影响 ················· 100

第三节　太极之理与中医命门 ················· 101
一、博大精深的太极——万物之本原 ·············· 101
二、玄妙无穷的命门——人身之太极 ·············· 104

第四节　崇阳与温补思想 ··················· 105
一、古代崇阳思想对中医理论的影响 ·············· 105
二、从崇阳思想谈温补学说 ··················· 106

第八章　中医生命观 ····················· 109

第一节　中医生死观 ····················· 109
一、生命与天地的关系 ····················· 109
二、生命现象 ·························· 113

第二节　中医形神观 ····················· 115
一、形之状态与神之现象 ··················· 115
二、天人合一、形神合一的整体观 ··············· 116
三、形神合一的现代阐释 ··················· 117
四、形神一体话健康 ····················· 119

第三节　中医疾病观 ····················· 120
一、失中和思想 ························ 120
二、导致失和的原因 ····················· 121

第四节　中医治疗观 ····················· 123
一、纠偏思维 ························· 123
二、因势利导 ························· 127

三、邪去正安 ··· 127

四、三因制宜 ··· 128

第五节 中医正邪观 ··· 130

一、正与邪 ··· 130

二、正邪之争与疾病 ··· 130

第六节 中医标本观 ··· 131

一、标与本 ··· 131

二、治疗中的标本先后 ··· 131

第九章 中医思维方式 ··· 133

第一节 象数思维 ··· 133

一、藏象理论的建构 ··· 134

二、象数思维病因病机理论中的应用 ··· 135

三、象数思维在病证诊断中的应用 ··· 135

四、象数思维在治疗中的运用 ··· 136

五、象数思维在用药组方中的运用 ··· 137

第二节 整体思维 ··· 137

一、人与环境的统一 ··· 138

二、生命体自身的统一 ··· 141

第三节 变易思维 ··· 141

一、对人体气机运动的认识 ··· 142

二、对疾病传变的认识 ··· 142

三、在治疗疾病中的应用 ··· 143

第四节 中和思维 ··· 146

一、动态平衡 ··· 146

二、阴阳失调 ··· 147

三、调和致中的治病原则 ··· 148

第五节 直觉思维 ··· 149

一、医者意也 ··· 150

二、中医诊断与处方用药贵在神妙心悟 ··· 150

第六节 虚静思维 …………………………………………………… 150

一、藏象中的虚静思维 ………………………………………… 151

二、脉法中的虚静思维 ………………………………………… 151

三、针法中的虚静思维 ………………………………………… 152

四、养生中的虚静思维 ………………………………………… 152

第七节 顺势思维 …………………………………………………… 153

一、顺应病邪性质和部位而治 ………………………………… 154

二、顺应正气抗邪的趋势而治 ………………………………… 154

三、顺应脏腑气机苦欲喜恶之势而治 ………………………… 155

四、顺应十二经脉气血运行之势而治 ………………………… 155

五、顺应天时地理之势而治 …………………………………… 156

六、顺应患者情志之势而治 …………………………………… 156

第八节 功用思维 …………………………………………………… 157

一、人体藏象内涵的功能属性 ………………………………… 157

二、病因病机认知上的功用倾向 ……………………………… 157

第十章 中医的思维方法 …………………………………………… 159

第一节 揆度奇恒 …………………………………………………… 159

一、天人相应 …………………………………………………… 159

二、形神一体 …………………………………………………… 160

三、五脏中心 …………………………………………………… 160

四、胃气为本 …………………………………………………… 161

五、守中知变 …………………………………………………… 161

第二节 以表知里 …………………………………………………… 162

一、藏象学说 …………………………………………………… 162

二、诊断疾病 …………………………………………………… 162

第三节 演绎推理 …………………………………………………… 163

第四节 援物比类 …………………………………………………… 164

一、解释人体的生理和病理 …………………………………… 164

二、阐明药物的功效主治 ……………………………………… 165

三、指导临床治疗 ·· 165

四、具体治法 ·· 165

第五节　试探与反证 ·· 167

一、补与通的试探 ·· 167

二、补阴与补阳的"试探" ······································ 167

三、小剂量与大剂量的"试探" ·································· 168

四、中医的反证法 ·· 168

第六节　内景返观 ·· 168

第十一章　中西医思维方式之比较 ·························· 170

第一节　元气论与原子论 ······································ 170

一、东方的元气论与西方的原子论 ······························ 171

二、元气论和原子论对中西医思维的影响 ························ 172

第二节　系统论与还原论 ······································ 176

一、中医学朴素系统论思维方法 ································· 176

二、西医学的还原论思维 ·· 178

三、医学思维方式发展方向 ······································ 180

第三节　黑箱方法与白箱方法 ·································· 180

一、中医学的黑箱研究 ·· 180

二、西医学的白箱研究 ·· 182

三、发展水晶箱研究 ·· 183

第四节　天人合一与天人对立 ·································· 184

一、天人合一与中医学思维 ······································ 184

二、天人对立与西医学思维 ······································ 185

参考书目 ·· 188

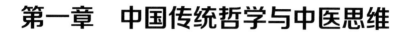

第一章　中国传统哲学与中医思维

【阅读导引】

　　中医学根植于中国传统文化的深厚土壤,是中国传统文化的璀璨瑰宝之一,彰显着中华文明的精神气质,蕴含着中国哲学的生命智慧,体现了中国特色的原创思维。中国传统哲学是中国传统文化的核心与灵魂,它的价值取向和思维方式为中医学理论体系奠定思想基础,决定了中医学的思维方式和学术风格。中医学与现代西方医学的本质差异,在于中西方哲学思维方式的不同。学习和传承中医药文化精髓,必须汲取中国传统哲学精神给养,奠定深厚的传统文化底蕴,培养形成中医思维方式和思维方法。

第一节　中国传统哲学智慧

 一、哲学智慧乃无用之大用

　　"哲学"一词源于古希腊文 Philosophia,其原意是"爱智慧",即对智慧的追问和智慧之思。那么究竟何为哲学智慧?

　　哲学是什么? 这是一个十分复杂和广阔的问题,不同的哲学家对之有着不同的看法。但可以肯定的是,哲学思考源于人们对置身其间的整个世界的一般问题的追问,源于对美好生活的强烈愿望。哲学是这样一种学问,它不会带给我们一份具体而实际的工作,也不会给人们带来像"烤面包"一样的实际效益。哲学不是对世界某一具体领域的知识或规律的认识,而是对宇宙本质、演进规律以及人在宇宙中的地位等普遍规律的把握,是关于形而上之"道"学,而非形而下之"器"学。哲学智慧不是回答和解决各种具体问题的"小智慧"和"小聪明",是关于人类生存发展和安身立命的"大智慧"和"大聪明",力图为人类社会的生存与发展和个人安身立命提供指引。哲学之用乃"无用"之用,它是指导我们生活的艺术和智慧。

关于哲学这种大智慧,按照中国传统哲学的说法,庄子说是"判天地之美,析万物之理",司马迁说是"究天人之际,通古今之变",张载说是"为天地立心,为生民立命",冯友兰说"哲学,是使人作为人能够成为人,而不是成为某种人的学问"。按照西方传统哲学的看法,亚里士多德认为哲学是"寻求最高原因的基本原理""提供一切知识的基础"等,黑格尔认为"哲学以绝对为对象,是一种特殊的思维方式"。黑格尔还把哲学比作"庙里的神",他说,"一个有文化的民族",如果没有哲学,"就像一座庙,其他方面都装饰得富丽堂皇,却没有至圣的神那样"[1]。这就是说,哲学就像普照大地的阳光一样,照亮了人类的生活;如果失去了哲学,人类的生活就会变得黯然失色。

那么,为什么哲学会成为照亮人类生活的普照光? 按照马克思主义的观点,哲学是关于世界观的系统学说,是关于自然、社会和人类思维知识的概括和总结,她既是世界观又是方法论,哲学乃是境界之学。在俄国作家契诃夫小说《赌彩》中,那位年轻律师在狱中通过广泛阅读上自天文、下至地理的书籍,心灵得到愉悦和自由。但只有阅读到哲学,他才终于使思想达到崇高的精神境界,实现拯救他人和自我救赎。那么,这种境界是什么呢? 正如冯友兰先生所说,人只有实现对宇宙和社会内在规律的深刻把握(觉解),实现自然境界、功利境界、道德境界和天地境界的不断提升,才能达到人生的崇高境界,成就人生的价值与意义。

哲学是民族精神的精华,是民族文化的核心和灵魂,浓缩地反映出不同民族特有的精神风貌和文化特质。不同民族基于不同的生活环境,养成特有的民族性格、社会心理、风俗习惯、价值观念、思维方式、认知结构,形成独具特色的把握世界的角度、方式和方法。每个民族哲学观不同,价值取向和思维方式就不同,决定了他们不同的对生命意义的认识与追求。中国传统哲学、古希腊哲学以及印度哲学就是最具代表性的世界三大哲学体系。

二、中国先哲对人性与天道的追问

我国古代哲学思想丰富而深邃,最早的哲学思想可以上溯到商周之际,距

---

[1] 黑格尔. 逻辑学[M]. 北京:商务印书馆,1986:2.

今有三千多年的历史。春秋战国时期,诸子百家争鸣,奠定了中国传统哲学的根基和传统。其实在中国古代并没有表示"哲学"的专有名词,只有"哲人"的名称。汉语"哲学"一词是由日本学者西周翻译成汉语,大约在19世纪80年代传入中国。中国古代关于"道"的学说,就是中国古代哲学。在先秦智慧之学称为子学,以后相沿流传,又称为经学、玄学、理学、心学等。

(一)关于人生的终极思考

中国传统哲学或称为"道术"之学,是中华民族把握世界的独特方式,包括天道、人道以及闻道之方三个方面的内容。天道之学是对自然、宇宙的总体看法,即自然观、宇宙观学说;人道之学是关于人的生命问题的看法,包括人生观、人性论、生命观以及历史观等。同时还包括对天道与人道的认识问题,即求知之方,以及认识论问题。

从把握世界方式的角度而言,与古希腊哲学以及印度哲学相比较,中国哲学偏向于对人生的终极思考,是让人们获得终极关怀和精神享受的智慧乐园。因此,中国哲学主要是人生哲学。胡适先生认为,中国哲学是"研究人生的切要问题";冯友兰先生认为,中国哲学是"对于人生的有系统地反思的思想";张岱年先生认为,"中国哲学家的所思所议,三分之二都是关于人生问题的"。

古希腊哲学则偏向于对宇宙的终极思考。探索世界万物存在与运动的缘由、寻找宇宙万物特定秩序的原因,是贯穿古希腊哲学始终的问题。古希腊哲学家认为,"寻求最高原因的基本原理""提供一切知识的基础"是哲学的任务和使命。西方早期的自然哲学家,不仅是最早的哲学家,也是第一批自然科学家。因此,当今西方的科学精神如此普及,在很大程度上得益于这个充盈的源头。

天道与人道,是中国哲学的主题,通过探讨天人之际,构建"天人之学","推天道以明人事",实现为人构建精神家园和价值世界之目的。在处理天道与人道的关系问题上,"天人合一"是中国传统哲学的基本思路。中国哲学通过"究天人之际,通古今之变",力图使人"心安理得"进而"安身立命"。在道的二重形态中,天道作为宇宙、自然的法则,当属"必然",人道作为社会的理想规范,则为"当然";天道涉及"世界是什么""世界如何存在",表现为对世界的统一性原理与世界发展图景的展示,人道则关乎"人应当做什么""应当如何做",涉及人自身以及人所处的社会应当如何遵循和作为。

中国古代哲学是一种特殊形态的哲学,无论在思考关注社会问题以及基本精神,还是基本范畴和理论体系等方面,与古希腊哲学以及印度哲学都有鲜明的差异,这种特质差异也深深地影响了中西方科学技术的发展走向以及文化艺术的形态特征,同时也决定了中国传统医学与现代西方医学本质的学术差异。

(二) 以人为本与以天为则

"人文"一词出自《周易·贲卦·象传》,所谓"刚柔交错,天文也。文明以止,人文也。关乎天文,以察时变;观乎人文,以化成天下"。在这里,人文与天文相对,通过观察天文以清楚四时变化,通过人文教化来化成社会风气。人文化成有两重含义:一是以人为本、以人为中心,人不能沦为神的奴隶、物的奴隶,同时也不让人成为天地万物的主宰;二是文化与武化相对,武化是用武力强制改变人的习性,文化则是以礼乐教化。在科技文化、物质文化占据话语权和世界武力霸权的今天,坚持中国的人文传统,以人文弥补科技文化的不足和缺陷,是中国人对人类的重大贡献。

与西方以神为本的文化不同,以人为本的人文精神是中国文化最根本的精神。当古希腊的哲学家把目光投向自然、印度哲学家把目光投向超越的彼岸的时候,中国哲学家把目光投向人类自身。中国自西周开始确立了以人为本的文化精神,而西方在公元1世纪以后则确立了以神为本的文化,基督教是西方文化的根本核心精神。中国以人为本的人文精神的核心就是决定人的命运的根本因素是人自己的德行,是以"德"为本,而不是靠外在的"天命",人不能成为"天命"或神的奴隶。中国家庭、社会秩序的维护和构建,都是靠人文教化形成道德自觉自律,强调人的主体性、独立性和能动性。

周王朝从开始就认识到"天命靡常"[1]的道理,即天命是会被别人革掉的。周人把历史经验教训总结为"皇天无亲,惟德是辅",这就是"敬德"的观念。他们认为,天子自身德行的好坏是政权兴盛衰亡的决定因素,而非外在原因。《尚书》中说"民为邦本,本固邦宁",这就形成了中国文化的人文传统。先秦时期的哲学家非常重视人道的研究,却鲜少关心纯粹的自然哲学问题,即使讨论天或自然,也总是同人事联系在一起,研究天道最终是为了说明人道。儒家一向把人道作为理论研究的中心,不太关心宗教神学问题。孔子曾说:"未能事人,焉能事鬼?""未知生,焉知死?""敬鬼神而远之"等。孔子关心的是此岸,关心的是怎样做人的问题。孔子学说的核心就是"仁",即仁者爱人。孔子

---

[1] 王秀梅.诗经[M].北京:中华书局,2016:282.

的人道原则成为儒学的基本特色,后世儒者纷纷把论证人道原则当作自己的宗旨。墨家也大力倡导以人为本的人道原则,提出"兼相爱,交相利"的主张。道家大力倡导自然原则的过程中,也蕴含着以人为本的精神。

中国古代以人为本的思想强调,人的德行修养的提升和保持必须反对物欲对人的精神道德的腐蚀,人不能成为物的奴隶,同时也强调人必须"以天为则"。孔子说:"大哉!尧之为君也,巍巍乎!唯天为大,唯尧则之。"中国人强调以天地为榜样,向天地学习。老子强调:"人法地,地法天,天法道,道法自然。"[1]人不能狂妄自大,不要去做万物的主宰,而是要向天地万物学习,尊重、顺应自然万物的本来状态。以人为本的精神与"道法自然""天人合一"思想的结合,保证了人与自然的和谐相处。

三、性道之学与器技之学

中国最早的经典之一《周易》阐述了道器关系,所谓"形而上者谓之道,形而下者谓之器"。按照中国哲学的理解,形而上之"道"展现的是万事万物存在统一性的终极原理,是超越了经验知识层面的普遍性智慧,是对事物存在的整体性、全面性的理解;形而下之"器"则是对具体特定事物的知识性、技术性的把握,涉及操作层面的经验性知识,所谓器物之知和专门之技。"性道之学"不同于具体"器技之学"。

《庄子》一书的著名寓言"庖丁解牛",对"道"与"器"、"道"与"技"的关系进行阐发,反映了中国古人对普遍之"道"与具体之"技"之间关系的认识。"道"高于"技",而"技"又必须进于"道",达到出神入化的完美境界。庖丁被视为当时的解牛高手,他能够以非常娴熟、出神入化的方式去解牛。在解牛之时,庖丁"手之所触,肩之所倚,足之所履",每一个动作都近乎舞蹈,相当完美,解牛时发出的声音如同乐章,非常悦耳。解牛过后,常常"提刀而立,为之四顾,为之踌躇满志",表现出自我满足感。庖丁所用之刀,十九年依然崭新如初。为什么庖丁的解牛技术能达到如此高超的境界呢?其根本在于"所好者道也,进乎技矣",也就是说,他已从具体的"技"升华到"道"的境界。

医学是一门经验性很强的学科,成就高超医术,同样需要有庖丁"技进于道"的境界修为。中医学是在中华传统文化的大背景下产生,中国传统哲学

[1]饶尚宽.老子[M].北京:中华书局,2016:66.

作为中华传统文化的核心,为中医学理论的形成奠定了思想理论基础。气、阴阳、五行等哲学范畴从《黄帝内经》开始就成为中医学的最基本概念,在中医学理论与临床上得到广泛应用。同时"气-阴阳-五行"还成为中医学最基本的思维模式,用于说明人体生命的形成与活动、人体生命的功能与结构、疾病的产生与变化以及疾病的诊断与治疗等。医者高超医术的养成,不能仅仅停留和满足于医者对人体生命及其疾病的经验之知,而必须升华到形而上之道的层面。正如庄子所言:"知之所至,极物而已。""极物而已"是指仅仅限定于某一物的经验之知是不全面、不确定的,只能属于"小知"层面,而只有上升到形而上之知或"道"的智慧,才能以道观之,达到融会贯通,获得更加全面、透彻、精确的认识。

第二节　中国传统思维方式与中医思维

一、思维乃"地球上最美丽的花朵"

　　思维是人类区别于其他动物的本质特征之一,被恩格斯誉为"地球上最美丽的花朵"。思维活动伴随人的生命始终,理论思维高低决定一个民族科学技术发展水平。恩格斯说:"一个民族想要站在科学的最高峰,就一刻也不能没有理论思维。"人的思维及思维能力对于一个民族都尤其重要,所以,人类思维一直以来备受理论界关注,并通过哲学、心理学、逻辑学、语言学以及信息科学等众多学科对它进行研究。那么,何为思维?应该如何准确界定思维内涵及其特征呢?

　　"思维"一词,在英语中为 thinking;在汉语中,与思维、思考和思索为同义词或近义词。对思维的定义,《词源》界定为"思维就是思索、思考的意思";《辞海》界定为"思维,指理性认识,即思想;或指理性认识过程,即思考;与'存在'相对,也指意识或精神";《逻辑学大辞典》定义为"思维是人脑对现实世界能动的、概括的、间接的反映过程,包括逻辑思维与形象思维,通常指逻辑思维";《心理学大辞典》则定义为"思维是认知活动的一种。人脑借助言语、表象或动作实现的、对客观现实的概括和间接的反映。反映的是事物的本质特征和事物之间的内在联系"。以上这些解释,大多是从哲学认识论角度予以解读,是一种间接反映论。

随着人脑科学、信息科学的不断发展，人们对于思维本质有了多元解读。从思维的生理基础角度而言，思维是一种高级物质运动形式，是人脑的基本功能。思维活动主要在大脑的左右半球完成，大脑左半球主要承担抽象思维活动，右半球则主要承担形象思维功能。从信息理论的角度，基于信息论、控制论和电子计算机模拟等科学技术，思维被定义为人脑接受、加工、存储和输出信息以指导人的整个活动和过程，或者说思维是符号的操作和假设的运用，是人脑对输入信息的加工和处理。总之，思维是人脑的机能，是人能动地反映客观现实的过程，是人类认识世界过程中进行比较、分析、综合的能力。

那么，思维活动又有哪些构成要素呢？思维活动又分为哪些类型呢？思维活动是一个由多种因素构成的系统，主要包括思维对象、思维主体和思维方法三个最基本的要素。思维对象是思维活动的原材料；思维主体是具有认识能力及相应思维结构的人；思维方法是思维主体对思维对象进行加工制作的方式、工具和手段。思维作为人类实践活动的产物，受到实践主客体条件的制约，呈现出不同的思维活动类型。根据思维活动的凭借物不同，思维可分为直观动作思维、具体形象思维、抽象理论思维以及直觉思维；根据思维层次而言，思维可以分为日常层面的思维方式、科学层面的思维方式、哲学层面的思维方式等。

从人类思维发展的历史来看，人类理论思维方式经历了一个不断发展、进步、提升的过程。恩格斯在《自然辩证法》中指出："每一个时代的理论思维，从而我们时代的理论思维，都是一种历史的产物，它在不同的时代具有完全不同的形式，同时具有完全不同的内容。"人类理论思维方式经历了古代朴素唯物辩证的思维方式、形而上学的思维方式、唯物辩证的思维方式等不同发展阶段。

古代朴素辩证法的思维方式。首先，古代自然科学与哲学结合在一起，古代哲学家同时也是自然科学家，他们总是用自然来解释自然。他们把构成世界的本原归结于自然界一种或某几种具体的原初物质元素。古希腊哲学家将世界的本原分别归结为水、气、火等具体物质元素；中国古代哲学家把"气""五行"作为宇宙生成与生命起源的本原。中国"元气论"和古希腊"原子论"是这一时期的哲学最高成就。其次，古代朴素辩证思维认为世界总是处于运动变化之中，世界万物都包含着矛盾的两个方面，对立面之间的对立统一是推动事物发展的动力，中国古代的阴阳学说与古希腊唯物辩证法思想都有精辟的说明。《易传》有"一阴一阳之谓道"的论断,赫拉克利特也有"世界就是一团永恒燃烧的活火"以及"人不能两次走进同一条河流"的著名观点。

形而上学的思维方式。近代自然科学开始独立分化,自然科学家开始对自然界进行分门别类认识与研究,这就形成了孤立、静止、片面的认识事物的方式。恩格斯在《反杜林论》中指出:"把自然界的事物和过程孤立起来,撇开广泛的总的联系去进行考察,因此就不是把它们看作运动的东西,而是看作静止的东西;不是看作本质上变化着的东西,而是看作永恒不变的东西;不是看作活的东西,而是看作死的东西。"[1]

唯物辩证的思维方式。19世纪30年代以后,自然科学各个领域有了一系列巨大发现,世界普遍联系的图景日益清晰,人们对世界的认识从形而上学的思维开始走向唯物辩证思维方式。马克思和恩格斯科学总结了自然科学、社会科学以及人类思维科学的成就,创立了科学的唯物辩证思维方法。唯物辩证思维方式把世界看成是互相联系、互相制约、互相影响的统一整体,世界还处于永恒的运动、变化和发展之中。

人类思维方式与思维方法是密不可分的两个方面。思维方式是人们在长期的历史发展过程中形成的长久稳定而又普遍起作用的一种思维定势和思维习惯,是一种被定型化的思维活动样式、结构和过程。思维方法是指人的智力活动方法,是人脑借助信息符号对感性认识材料进行加工处理的方式,是人们通过思维活动达到一定思维目的的途径、手段或方法。思维方法是思维主体与思维对象联系的中介和桥梁,对于人们正确认识世界和改造世界具有重要的作用。

思维方式与思维方法既对立又统一。一方面,两者具有对立性。思维方式具有自发性和稳定性,是某个民族认识活动中长期形成的一种自发的、稳定的思维态度和模式。思维方法则是人们为了实现特定的活动目的,自觉采用的某种思维技巧和方法,具有不稳定性和可变化性,它会随着思维主体认识水平以及思维对象状态的变化而发生改变。另一方面,思维方式与思维方法具有统一性。思维方法是思维方式的核心内容,思维方式的不同主要表现为思维方法的不同。

---

[1]恩格斯.反杜林论[M].北京:人民出版社,1970:18-19.

二、中国古代哲学辩证思维传统

基于不同的地理环境和生产方式,不同民族在文化行为中遵循不同的思维方法和思维习惯,呈现出独具特色的整体思维偏向,以文化基因方式传承积淀而形成特定的思维定式和思维类型。

同古希腊哲学和印度哲学相比,中国传统哲学中辩证思维比较发达。正如英国著名汉学家李约瑟先生在《中国科学技术史》中指出的那样:"当希腊人和印度人很早就仔细地考虑形式逻辑的时候,中国则一直倾向于发展辩证逻辑。"可以毫不夸张地说,中国传统哲学中的辩证法思想达到了欧洲中世纪不可比拟的程度,它凝结着中华民族的聪明睿智,是先哲留给我们的一笔珍贵思想遗产。

中国古代有一个著名寓言故事叫作"塞翁失马"。这个故事讲的是,接近边塞的一位老人,面对"马无故亡而入胡"的突发变故,当众人都在为他难过时,他却说道"此何遽不为福乎?"然而,"居数月,其马将胡骏马而归",此时,人皆祝贺,老人又说道"此何遽不能为祸乎?"当"家富良马,其子好骑,堕而折其髀"时,人皆吊之,老人又感叹"此何遽不为福乎?"又一年,胡人入塞,近塞之人,死者十九,"此独以跛之故,父子相保"。"塞翁失马,焉知非福"的故事充满神秘性、戏剧性,甚至有点黑色幽默,但它绝不是"善术者"对未来的占卜预知,而是反映了中华民族的人生智慧和对世界的辩证把握。

与注重发展、注重有机联系的宇宙观相联系,中国人总是以联系的、发展的观点看待世界。中国传统辩证思维注重整体性,以天人合一思想为基础,把天地万物看作一个统一的有机整体,从总体上宏观地把握事物的本质。中国古人看重变化,认为"动而不息"是自然界的根本规律;崇尚健动,以发展的眼光看待世界、看待人生。《周易·乾卦·象传》上说:"天行健,君子以自强不息。"《周易·系辞下》说:"天地之大德曰生。"这集中体现了中华民族积极进取、自强不息、刚健尚动、奋发有为的思想意识,这无疑是中国哲学的精神精华,它对于中华民族的形成、繁衍、发展和腾飞,起着积极的指导作用。把矛盾作为客观存在的普遍形态,从矛盾双方对立统一的关系中揭示事物运动变化的根本原因。中国古代多用阴阳来表述事物的矛盾性,认为阴阳作为互相对立又相互依存的两种力量是普遍存在的。阴阳构成对立关系,用中国哲学的术语来说,叫作"两";阴阳又构成统一关系,用中国哲学的术语来说,叫作

"一"。"两一"关系就是对立统一关系。

中国辩证思维传统深厚,思想丰富。早在先秦时期,中国哲学就形成道家"贵柔"辩证法、兵家"尚刚"辩证法、儒家"执中"辩证法等中国古代辩证思维基本类型。老子是中国古代最早的辩证法大师,提出了系统的辩证法学说,他从大量经验事实中概括出矛盾原则,揭示了对立面双方相反相成的辩证关系。提出"反者道之动"的辩证法命题,认为对立面之间存在着相互依存、相互转化的运动规律,所谓"祸兮,福之所倚;福兮,祸之所伏。孰知其极"。面对矛盾局面,主张"贵柔守雌"的应对原则。兵家"尚刚"辩证思维在孙武的军事思想中体现得最为充分。《孙子兵法》被德国皇帝威廉二世誉为"世界上最早的军事学专著",孙武在其中提出"知己知彼"和"奇正相生"的军事辩证法思想,主张必须全面、辩证地把握敌我双方的利害、强弱、虚实等矛盾关系。儒家"执中"辩证法源于中庸之道,强调事物要符合一定的标准和尺度,过或不及都不符合辩证法思想,事物必须保持平衡才能够存在,超过一定限度都会走向自己的对立面,这种观点反映事物质量相互规定的辩证法思想。

中国辩证思维传统作为中国传统文化的精神内核,以文化基因的方式决定着中国古代自然科学(包括中医学)的发展走向和学术风格。中国传统哲学孕育了中医学的思维方式,为中医学理论体系的构建和临床实践提供方法论指导,同时中医思维也成为中国传统哲学思维的组成部分,丰富发展了中国传统哲学思维。

三、中医思维之守正与创新

(一)中国传统思维方式

中国传统思维方式是中华民族在特定的自然环境、生产环境、社会环境和文化环境背景下,逐渐形成的一种相对稳定的思维结构模式、程式以及思维定式,它决定着中华民族认知世界的方式和方法,它作为思维基因影响着中国人的生产生活和文化发展走向。中国古代半封闭的北温带大陆型地理环境,以农为本的农业生产环境,以及注重血缘关系、家国一体的社会环境,共同决定了与西方思维方式相迥异的中国传统思维方式。中国辩证思维具有重关系轻实体、重整体轻局部、重直觉轻理性、重形象轻抽象、重实用轻理论、崇尚辩证思维和重视传统的思维特征。

1. **重整体**　中国传统哲学以天人合一观念为哲学基础,把宇宙看作统一的有机整体,包括有天、地、人以及其他各种事物,它们之间具有协调统一、普遍联系和不可分割的关系。整体由部分构成,但部分作为整体的构成要素,其本身也是一个连续不断的、不可分割的整体,整体与部分不可分割。坚持思维客体与思维主体相统一,以主体的内在尺度去认识和把握客观对象,而不是把客观世界作为独立的客体去认识,不是把整体分成不同的部分去研究。立足于从整体认识和把握世界,着眼于从整体与部分、整体与层次、整体与结构、整体与环境之间的相互联系和相互作用,把对象世界理解为一个连续不断、不可分割的统一整体。

2. **重关系**　　中国传统哲学从整体角度把握世界的思维传统,决定了中国传统思维着眼对关系问题的研究。中国现代哲学家张东荪指出:"欧洲哲学倾向于在实体中去寻求真实性,而中国哲学则倾向于在关系中去寻找。"[1]西方汉学者李约瑟对中国人的这一思维传统有过清晰描述,他说"无论如何,中国人的思想总是关注着关系,所以就宁愿避免实体问题和实体假问题,从而就一贯地避开了一切形而上学。西方人的头脑问的是:'它本质上是什么?'而中国人的头脑则问:'它在其开始、活动和终结的各阶段与其他事物的关系是怎样的,我们应该怎样对它做出反应?'"[2]"在所有的中国思想中,关系(连)或许比实体更为基本"[3]。日本学者山田庆儿也指出:"中国人的逻辑总之是给出对象间的关系,亦即使思考起着大致上给出方向的指针的作用。对象是在意义相关中给出各自具体意义的'存在'。"[4]西方哲学重视实体研究,把认识对象从事物关系中相对独立出来,孤立地、静止地加以考察,保证了可靠性和精确性。而中国传统思维则是通过关系来规定和认识实体,由于事物处于不断关系变化之中,中国传统思维缺乏对实体规定性认识的精确认识。

3. **重直觉**　　与西方人重视逻辑分析与演绎推理相比较,中国人更加注重以直观、体悟和体验为特征的直觉思维。张岱年说:"中国哲学只重视生活上的实证,或内心之神秘的冥证,而不注重逻辑的论证。体验久久,忽有所悟,以前许多疑难涣然消失,日常的经验乃得到贯通,如此即是有所得。"[5]直觉思维是中国古代哲学家认识世界的主要思维方式,老子"玄览静观"认

[1]张东荪. 思想与社会[M]. 沈阳:辽宁教育出版社,1998:186.

[2]李约瑟. 中国科学技术史(第二卷)[M]. 北京:科学出版社,1990:509.

[3]李约瑟. 中国科学技术史(第二卷)[M]. 北京:科学出版社,1990:221.

[4]山田庆儿. 古代东亚哲学与科技文化[M]. 沈阳:辽宁教育出版社,1996:88.

[5]张岱年. 中国哲学大纲[M]. 北京:中国社会科学出版社,1982:8.

识法,庄子的"以明""见独"认识法,孟子"尽心""知性"认识法,佛教的"顿悟",儒家的"格物致知"以及陆王心学的"求理于吾心"等,都具有直觉思维的特征。

4. **重功用**　中国传统哲学具有以人为本的人文精神,始终把满足人的现实生活需要作为认识和实践活动的目标。

5. **重形象**　中国传统思维重视物象、意象等形象思维,汉字语言作为象形文字,充分体现了中国人的形象思维特征。《周易》"观物取象"和"立象以尽意"的思维方法,奠定了中国取象思维的传统特征。

(二)中医思维及其特征

中医思维传承中国古代哲学的辩证思维传统,以独特的视角、方式和方法研究人体生命及其疾病现象,表现出中华民族特有的原创思维特征。中医思维的内涵和基本特征到底应该如何界定?目前,学术界意见纷纭,观点不一。张伯礼院士认为:"中医思维是以直观的、综合的整体思维为主线,以象数思维推衍类比为基础,以动而不息的恒动变易思维为把握,以追求中和平衡思维为目的的系统哲学思维方法。"张其成教授认为"气-阴阳-五行"是中医学最基本的思维模式。王琦教授认为"取象运数,形神一体,气为一元"是中医思维模式的主要特征。

中医思维是中医药学运用中国传统哲学思想,结合中医医疗实践,逐步建立起来的一套认识人体生命和疾病现象,探求疾病本质和治疗规律的朴素系统论思维模式。中医思维模式以整体关系为思维主线,以"气-阴阳-五行"为思维模型,以象数类比为思维细胞,以中和功能为思维目的,以直觉体悟为主要特征。它包括整体思维、象数思维、变易思维、中和思维、直觉思维、虚静思维、顺势思维和功用思维等思维方式以及一系列具体的思维方法。

"气-阴阳-五行"是构建中医学理论体系的思维模型。中医学理论体系中的气、阴阳、五行等范畴,都经过了从哲学范畴到医学概念的演变过程。中医学认为气是人体的基础物质和运动主体,阴阳消长是人体机体变化的动力和根源,运用五行特性归类人体系统和属性。元气学说和阴阳、五行学说作为中医学理论体系赖以建立的最稳定的思想内核,决定了中医学理论的生长点和理论形态。"气-阴阳-五行"成为中医学最基本的思维模型,指导中医学说明生命的生成与活动、人体的功能与结构、病机的产生与变化、疾病的诊断与治疗。

中医整体思维以天、地、人三才合一整体观为思想基础,将人体看作一个统一的有机整体,在人与自然、人与社会的统一联系中认识和考察人体生理病理现象,并制定综合的治疗和调养方案。中医象数思维则是通过对人体生命功能和表象的观察,运用象、数思维工具,分析人体生理功能,建构以五脏为核心的"四时-五脏-阴阳"藏象模式。中医变易思维把人体生命看作一个气的"升降出入"的运动过程,重视疾病的传变转化与治疗的应变而动。中医中和思维注重生命要素之间的和谐与平衡,以宏观调和人的阴阳平衡功能状态为目标,提出"调和致中"的治病、养生原则。中医直觉思维是指医生面对复杂而不规范的病证时,摒弃一切外界干扰,集中所有思维能力,静心细虑,突破思维定势,心悟意会,豁然开朗,迅速识别病证和治疗方案的思维方法。所谓"医者,意也",是中医学对直觉思维的早期描述。中医顺势思维是指顺应自然之势以及万物时序变化规律,体现于治疗疾病和养生防病的中医思维方法。中医治疗疾病强调顺应病势、脏腑经络气血之势以及天时阴阳消长和五行变化之势,把握最佳治疗时机,达到最佳疗效。中医功用思维注重从提高医疗效果和恢复患者的生理功能角度思考问题,把提高临床疗效作为中医理论研究和临床医疗的出发点和落脚点,而不是把认识人体的生理结构和疾病的物理、化学实质作为思维价值取向。中医理论研究在于发现人体正气,扶持和保养人体正气;中医临床治疗的焦点在于如何取得临床疗效,并帮助和指导患者实现自我康复。中医虚静思维强调通过"虚"心"静"神的体证方法,使身体恢复到健康自然的状态。中医学在养生、藏象、诊法、针法以及运气等方面更多运用虚静复本的思维方法。诸如《黄帝内经》最根本的养生智慧就是做到"恬惔虚无,精神内守"。

　　中国历代医家在长期的临床治疗过程中,总结形成了一系列具体有效的诊疗方法,诸如揆度奇恒法、司外揣内法、援物比类法、演绎推理法、试探反证法以及内景返观法等,这些诊疗方法充分体现了中医思维方式的诸种特征。揆度奇恒法是通过把握人体的常与变、常变与异变来认识生命规律的方法,比较分析人体五脏六腑表现在外的正常或异常变化之"象",以揭示生命运动中相对不变的规律和生理特征,即所谓"恒";了解人体所出现的特殊规律和病理变化,即所谓"奇"。以表知里法,也称司外揣内法,主要通过观察人体的生理功能和病理表现的异同,以人体内部与外部的规律性联系为基础,认识活体的内脏器官功能与外在生命征象的客观联系,达到从外知内的医疗认识效果。援物比类法,则是取象比类思维方式的体现,诸如藏象学说就是通过阴阳五行的援物比类,建立了脏腑经络与人体外表、情志、天地、自然等联系的统一藏象系统。内景返观法是指通过特殊的思维训练体察、认识人体脏腑内景和经络隧道运动态势的一种思维方法,体现了中国直觉思维的传统。

中医朴素系统论思维在认识复杂生命现象时有其独特优势。中医学侧重于研究人的健康与疾病的系统特性和系统规律,注重整体性研究和功能性研究。坚持天人合一整体观,将天地人、宇宙万物看作一个统一的整体,在人与自然、人与社会的统一联系中认识和考察人体生理病理现象,是一种贯通天地人的整体思维。以气一元论思想为基础,侧重于从功能角度认识人体生命健康和疾病,而不重视解剖形态结构。注重活生生的"人",而不只是"人体",把人的生理形体理解为生命运动的产物。因此,中医朴素系统论思维方式是一种关于"全人"的思维模式,能够全面反映人作为自然、社会、思维相统一的客观生命功能状态。相对于西医还原论思维方式而言,中医思维方式虽然对人体生命的微观、细节研究不够,但在研究人体生命的高级复杂性现象和规律中,针对人体健康和疾病具有不可还原性的本质特征,中医朴素系统论思维则有着极大的认识思维优势。现代医学模式正从"生物医学"模式向"生物-心理-社会医学"模式转变,仅仅把人看作"生物人"的还原论思维方式的弊端已经显现,中医整体思维方式为医学模式未来发展指明了方向。

(三) 中医思维的传承与创新

中医学几千年传承发展而不衰,除其具有独特的临床疗效之外,也在于有一套以"气-阴阳-五行"为内核的相对独立和稳定的中医思维模式。中医要有效应对诸多挑战,实现现代振兴发展,必须传承弘扬中医思维根脉,增强自身内在发展动力。王琦教授认为,中医原创思维是中医发展的内在驱动力,中医思维淡化是中医发展迟缓的重要原因。中医学至今已有数千年的历史,之所以能够走到今天,就是因为有强大的理论作为支撑。因此,如果不解决理论思维的问题,就不能实现中医理论研究的重大突破,临床疗效也难以有效提高,就难以从根本上改变中医学的命运。

传承中医思维是把握中医理论精髓的前提。中医思维是中医理论体系的灵魂,是把握中医理论的精髓、认识中医药的独特优势、实施准确辨证的根本前提。

创新中医思维是中医理论和技术创新的基础。中医学历经几千年发展,中医理论创新发展功不可没。从张仲景确立辨证论治原则到金元四大家的产生,再到温病学说的创立,每一次中医理论的巨大创新,都推动了中医的巨大发展。面对现代医药研究开发日新月异的进步,中医药开发和治疗技术的改进就显得尤其缓慢。目前,中医理论发展滞后极大地阻碍了中医治疗技术的改进。如果不解决理论思维的问题,就难以实现中医理论研究的突破飞跃,无法有效提高临床疗效。因此,必须研究创新中医思维,认识其本质特征,把握其优长与劣势,借鉴现代西医思维和方法,扬长避短,通过创新思维实现中医理论和技术的创新发展。

培养中医思维是提高临床疗效的关键。中医师必须培养学习辩证思维方法,提高辩证思维能力,会用中医思维、善用中医思维,面对复杂证型和疑难杂症,才能准确辨证和提高疗效。中医院必须挂中医旗、用中医药、施中医策,突出中医优势,鲜明中医特色,保持中医主体性地位。

 【结语】

中华民族基于中国古代半封闭的北温带大陆型地理环境,以农为本的农业生产环境以及注重血缘关系、家国一体的社会环境,形成与西方思维方式相迥异的中国传统哲学思维。

中国辩证思维传统作为中国传统文化的精神内核,以文化基因的方式决定着中国古代自然科学(包括中医学)的发展走向和学术风格。中国传统哲学孕育了中医学的思维方式,为中医学理论体系的构建和临床实践提供方法论指导,同时中医思维也成为中国传统哲学思维的组成部分,丰富发展了中国传统哲学思维。

中医思维方式是中医理论体系的灵魂,是中华医学几千年传承发展的根脉。把握理论精髓要义,挖掘中医药精华以及发挥中医药独特优势和提高医疗效果,都离不开正确的中医思维方法。传承创新中医思维势在必行,坚持中医原创思维传承与创新,这是实现振兴中医药的根本所在。

恩格斯所说:"理论思维仅仅是一种天赋的能力。这种能力必须加以发展和锻炼,而为了进行这种锻炼,除了学习以往的哲学,直到现在还没有别的手段。"当代中医人要想掌握中医药理论的精髓,必须立足中国传统哲学精神,潜心学习中国传统文化,构筑深厚的传统文化底蕴,培育养成中医思维方式,锻炼提升中医思维能力,以实现中医药学更好的传承与发展。

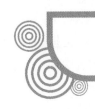

第二章　中华周易与中医思维

【阅读导引】

　　《周易》是中国传统思想文化中自然哲学与人文实践的理论根源，是古代中华民族思想、智慧的结晶，对中国几千年来的政治、经济、文化等各个领域都产生了极其深刻的影响，被誉为"群经之首""大道之源"。《周易》分为《易经》和《易传》两部分，《易经》以"卦爻象"及其变化描述事物的变化，是象数思维之肇始；《易传》是早期中国传统哲学家们对《易经》的哲学阐释。《易传》"阴阳论""时空观""整体观""天人观"及"民本思想"对后世哲学思想具有深远影响。中医学作为一门富有哲学、人文学特性的医学学科，深受《周易》思想的影响，从思维模式到思维方法，从对人体生理病理的认识到疾病的诊断治疗以及养生都自觉或不自觉地运用了《周易》的思想。所以古称"不知易，不足以言太医"。

第一节　《易经》与《易传》

　　我国上古有"三易"，即夏代《连山》、商代《归藏》、周代《周易》。因前两者早已失传，故后人所称《易》一般都指《周易》。

　　《周易》分为《易经》和《易传》两部分。《周易》成书，东汉班固《汉书·艺文志》概括为"人更三圣，世历三古"。即所谓上古伏羲氏画八卦，中古周文王演绎并作卦爻辞，下古孔子作《易传》十翼。《易经》成书于西周前期，真正的作者无从考证，被认为是对众多卜筮之官卜筮内容的记载；《易传》成书于战国时期，而此书并非孔子一人所作。

　　《周易》包括"经"和"传"两部分内容，分别又称为《易经》和《易传》。"经"是《易》的原文，全文不到五千字，极其简古，但它是《周易》的核心内容；"传"是解释和说明《易经》的，最早最具有权威性的就是"十翼"，"十翼"是理解《周易》的桥梁。

一、《易经》

《易经》书名的出现,最早是在汉初,该书是《周易》的原文,虽然文字简朴,但它却是《周易》的核心内容。它主要由"象""数""理""占"四要素组成,也有学者认为《易经》的四要素是"象""数""辞""占"。卦爻象和卦爻辞是构成《易经》最基本的两大要素。

(一) 卦爻象

卦爻象是《易经》的符号系统,爻是《易经》符号体系最基本的组成单位,分阳爻(用符号"—"表示)、阴爻(用符号"– –"表示),分别代表阳和阴。爻象不是独立使用的符号,必须组成卦。卦是《易经》符号系统中基本的独立使用单位。相传伏羲用不同的爻象(符号)三爻叠合画出八卦,文王用不同的爻象(符号)六爻叠合画出六十四卦。八卦分别是乾、坤、坎、离、震、巽、艮、兑(图1-1-1),分别代表天、地、水、火、雷、风、山、泽。

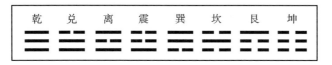

图 1-1-1 八卦符号

在《周易·说卦》中说:"《易》六画而成卦……《易》六位而成章。"即六十四卦各有六爻,则成三百八十四动爻,再加上乾、坤两卦各有一用爻,故共为三百八十六爻。六十四卦构成了《易经》的符号系统(图1-1-2)。

(二) 卦爻辞

卦爻辞是《易经》的文字系统,由卦爻名和卦爻辞两部分组成。卦爻名、卦爻辞是占者对卦符号所做的解读,它的出现要晚于卦爻象。

卦爻名。卦名是对卦符号所做的最精要的概括,体现特定的义理和思维方式,置于卦辞的前面。卦名是对一个卦符号意义的简要解释;爻名由两个数字组成,一个是表示位置,一个是表示性质。六爻位置从下向上,依次为初、二、三、四、五、上。六爻的性质只有两种:阳爻记为"九",阴爻记为"六"。如乾卦六爻的名称分别为初九、九二、九三、九四、九五、上九;坤卦六爻的名称分别为初六、六二、六三、六四、六五、上六。

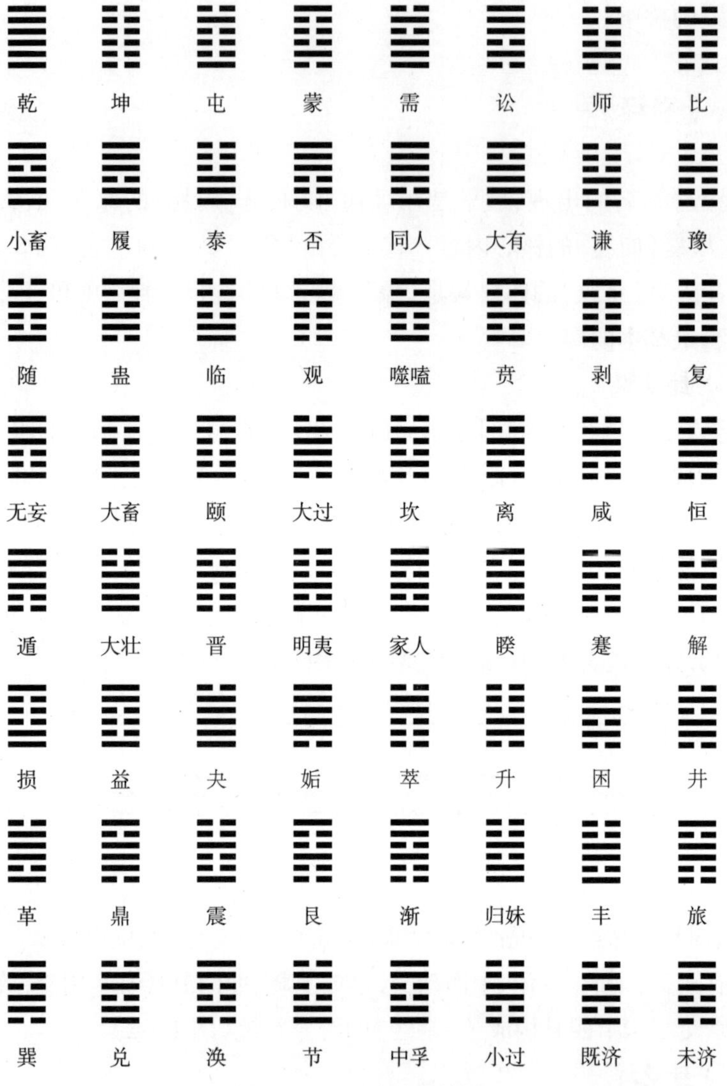

乾	坤	屯	蒙	需	讼	师	比
小畜	履	泰	否	同人	大有	谦	豫
随	蛊	临	观	噬嗑	贲	剥	复
无妄	大畜	颐	大过	坎	离	咸	恒
遁	大壮	晋	明夷	家人	睽	蹇	解
损	益	夬	姤	萃	升	困	井
革	鼎	震	艮	渐	归妹	丰	旅
巽	兑	涣	节	中孚	小过	既济	未济

图 1-1-2　六十四卦符号

　　卦爻辞。卦爻辞主要由卦辞和爻辞组成。《周易》六十四卦,每卦各有一个卦名和一条卦辞,故有六十四条卦辞;每卦六爻,共有三百八十四爻,加上乾、坤两卦各有一用爻,共为三百八十六爻,故有三百八十六条爻辞。卦辞是用来说明卦义的文辞,一般认为是卜筮者的记录,内容主要包括自然现象变化、历史人物事件、人事行为得失、吉凶断语等,具体涉及狩猎、旅行、经商、婚姻、争讼、战争、饮食、享祀、孕育、疾病、农牧等生活方面,每一条卦辞都含有吉凶断语。爻辞即说明爻义的文辞,是解释各卦细节内容的部分,内容、取材范围与卦辞相类似。

六十四卦"两两相偶",表现为对立的卦象系列,体现了辩证法思想,如乾卦与坤卦、既济卦与未济卦、泰卦与否卦等。就卦辞文字系统而言,先民以占筮形式解释客观事物存在发展的努力,体现了"天人合一"的世界观。《易经》中的这些理性思维因素成为中国哲学和中国文化的源头,滋养浸润着中华民族精神,促使其不断繁荣与发展。

二、《易传》

《易传》是解释《易经》的论文汇编,作为一部解经之作,它不能改变卦爻象或卦爻辞,但从象数、义理两方面对《易经》进行了阐发,在解经过程中吸收了其他哲学流派的思想观点及当时的自然科学知识,不仅包含了辩证法思想,又包含了人伦道德的社会理想。所以以《易传》进一步深化了《易经》的哲学思维,使《周易》一书整体上从占筮之书转变为哲学著作。《易传》包括七家十篇,分别为《系辞传》(分为上、下篇)、《象传》(分为上、下篇)、《象传》(分为上、下篇)、《文言传》《说卦传》《杂卦传》《序卦传》。

《周易》不仅是一部占卜之书,也是一部历史书、文化书,更是一部哲学著作,充分反映了宇宙世界的不断变化以及变化的规律,充满了对世界、对人性深刻思考的智慧。《周易》是中华文化的源著,随着后世学者对该书的研究,逐步形成了一门"易学"学科。

第二节　医易相通与中华医道精神

一、《周易》的主要思想成就

对于《周易》一书的定位,一般认为首先该书是一部"卜筮书",尤其是《易经》部分,或者说这部分内容本来就是卜筮内容。但在卜筮的过程中或记录中涉及多个方面如自然、历史、天文、农牧、战争等大的事件以及狩猎、疾病、经商等生活之事,这些记录无不是对当时自然、文化、人性等的描述或反映。所以又有学者认为该书是一部历史书,如近代学者章太炎先生说,《易经》讲的是人类文化发展的历史。近代史学家胡朴安所著《周易古史观》认为:"自屯卦至离卦,为蒙昧时代至殷末之史。自咸卦至小过一卦,为周初文、武、成时代之史。"当然还有学者认为该书是"科学书",甚至是"百科全书",这些认识与各家切入角度或者研究角度不同有关。纵观《周易》全书,其中包含了大量理性思维的内容,如生活智慧、辩证思维等,是中国哲学的一个重要思想来源。从春秋时候起,很多人就开始从哲理的角度解释《易经》,并且尊称其为"群经之首",被不同的哲学流派奉为经典。所以《周易》的文化成就应该主要体现在哲学方面,归结于"太极""阴阳""天人""道器"八字之中。

(一) 太极是宇宙之本体

太极是《周易》文化最重要的范畴之一,通过对此范畴的研究和阐释,形成并不断完善了中国哲学的宇宙论和本体论体系。在《易传》论述易卦形成时说"易有太极,是生两仪,两仪生四象,四象生八卦",此处"太极"虽然是指蓍草数目的最高极限而非实体,但从太极到八卦的思维反映了从单一到多元、从简单到复杂的不断分化的过程。在这种思维的启发下,后世易学家和哲学家衍生出一套关于宇宙形成的理论,随着后人对《周易》研究的逐步深入,易学学科逐步形成,到了汉代《周易》被尊为五经之首,对《周易》的解说也成了一种专门的学问。汉代《易纬·乾凿度》继承了《周易·系辞》的宇宙生成论说:"易始于太极,太极分而为二,故生天地。天地有春秋冬夏之节,故生四时,四时各有阴阳刚柔之分,故生八卦。八卦成列,天地之道立,雷风水火山泽之象定矣。"认为"太极"乃浑而未分的元气,元气分化便产生了阴阳二气,阳气轻清,上升形成天,阴气重浊,下降形成地,天地之气相交合就产生了宇宙万物。这也是后世元气论思想的发端,"气一元论"思想也成为中医哲学的基本思想之一。

(二) 阴阳变易是宇宙万物变化的根源

阴阳变易学说乃《周易》知识系统的核心,经过历代易学家的阐发,成为中国哲学所特有的一种辩证思维方式。这种思维方式成为人们用来观察和解释世界的工具,对中国古代哲学产生了深刻的影响。从后世的"易学"研究来看,认为《易传》对这种思维方式的阐释更为突出。阴阳变易学说的体系大致包括四个方面的内容,即"一阴一阳之谓道""阴阳不测之谓神""日新之谓盛德,生生之谓易""刚柔相推而生变化"。这种思维不仅贯通整个中国哲学的理论,而且渗入中华民族的思想意识之中。从西汉末年扬雄到宋代的张载、朱熹直至明清时期的王夫之等易学家,在《周易》哲学思想的启发之下,逐步完善了阴阳变易理论,认为世界万物的产生、发展、变化、消亡都是阴阳变易的结果,不仅"阴阳各生阴阳""阴阳对待流行",而且阴阳不断"相推""相荡",双方的这种对立统一关系是世界万物变化的内在根据。这种思想对后世哲学有着很大影响,如《荀子·礼论》曰"天地合而万物生,阴阳接而变化起",又说"天地感而为万物化生"。同时,阴阳变易的哲学思想对于中医学认识人体结构、病因病机、诊断治疗、养生防病都具有很大的指导意义。如《素问·四气调神大论》云:"夫四时阴阳者,万物之根本也。所以圣人春夏养阳,秋冬养阴,以从其根,故与万物沉浮于生长之门……故阴阳四时者,万物之终始也,死生之本也,逆之则灾害生,从之则苛疾不起,是谓得道。"

(三)天人关系是中国传统哲学的核心问题

《系辞传》云:"《易》之为书也,广大悉备。有天道焉,有人道焉,有地道焉。兼三才而两之,故六。六者非它也,三才之道也。"《周易》把天、地、人或天道、地道、人道称为"三才",无论作为整体的八卦三爻或者六十四卦的六爻都不外乎"三才之道",并把天、地、人视为一个统一整体,体现了"天人合一"的哲学观念。《周易》强调人是天地交感的产物,人事应该效法天地之道而不可违背它。即如《系辞传》云:"天地变化,圣人效之。"《象传·乾卦》云:"天行健,君子以自强不息。"《象传·坤卦》云:"地势坤,君子以厚德载物。"同时强调人在自然面前既要有所作为,又要与自然相合。如《文言》云:"夫大人者,与天地合其德,与日月合其明,与四时合其序。"这种天人协调论解决了人与自然的关系,对古代天人之学的发展做出了重要贡献。后世易学家们对此也有相应论述,如宋代易学家们主张天人合一,而心学派提出了"天人本一说","理学派"又主张"天人一道",从而为儒家的名教理想提供了形而上学的理论依据。气学派的张载提出了"天人合一"的命题,但又强调"人不可以混天",这是对《易传》"与天地合其德"的天人谐调论的进一步发展,也为气学派建构天人之学的思想体系奠定了理论基础。王夫之对宋明以来的天人之辩做了总结,提出"天人合用"的命题,主张人与自然共同发展,辩证处理人与自然的关系,是对易学哲学的又一贡献。中医学则继承了《周易》等传统哲学的这一思想,形成了独特的"天人相应"理论。一方面说明人依赖天地而生成,如《素问·宝命全形论》曰:"天覆地载,万物悉备,莫贵于人,人以天地之气生,四时之法成……天地合气,命之曰人。"另一方面说明人体生理病理常与自然之四时阴阳相应,如《素问·生气通天论》说:"故阳气者,一日而主外,平旦人气升,日中而阳气隆,日西而阳气已虚,气门乃闭,是故暮而收拒,无扰筋骨,无见雾露,反此三时,形乃困薄。"《素问·八正神明论》云:"黄帝问曰:用针之服,必有法则焉,今何法何则? 岐伯对曰:法天则地,合以天光……凡刺之法,必候日月星辰,四时八正之气,气定乃刺之。是故天温日明,则人血淖液而卫气浮,故血易泻,气易行;天寒日阴,则人血凝泣而卫气沉。月始生,则血气始精,卫气始行;月廓满,则血气实,肌肉坚;月廓空,则肌肉减,经络虚,卫气去,形独居。是以因天时而调血气也。是以天寒无刺,天温无疑,月生无泻,月满无补,月廓空无治。是谓得时而调之。因天之序,盛虚之时,移光定位,正立而待之。故曰:月生而泻,是谓脏虚;月满而补,血气扬溢,络有留血,命曰重实;月廓空而治,是谓乱经。阴阳相错,真邪不别,沉以留止,外虚内乱,淫邪乃起。"具体论述了自然对人体生理、病理的影响,并指出中医在治疗过程中也应该与天地自然相对应。由此可见,中医学整体观念的思想也是在《周易》相关思想基础上形成的。

二、易学思想对中医基本思想的影响

(一) 以人为本的思想

在中国传统哲学的早期并无"以人为本"的说法,与之相类似的概念是"以民为本",二者具有不同的内涵,但在一定的层面也有相同的内容。"民本"一语,出自《尚书·夏书·五子之歌》"民为邦本,本固邦宁",是儒家民本思想的要义之所在。"民"是指与君、官、吏相对的劳动人民的总称,是一个整体概念。民本思想虽然将"民"与统治阶级割裂开来,尤其是与"君本思想"形成明显对照,但对中国古代政治影响巨大,关于民本思想的理论探讨也随着时代的变迁而不断发展、变化。不同时期、不同学派的人物所表达和理解的民本思想各不相同,既有程度上的深浅之别,也有角度上的差异。但其理念是"以民为本",也就是"立君为民""民为国本""政在养民",因此统治者治国理政应该从"利民、惠民、富民、养民、教民"出发,以实现"爱民、安民、亲民、济民、恤民"。其实,无论是"以人为本"还是"以民为本"的思想都在《周易》中已见端倪。

首先,《周易》一书的《易经》部分虽然是卜筮之书,但卜筮的主体和对象是人或人事,本来就体现了以人为本的思想;而《易传》部分充分展示了《易经》的哲学思想,或者也可以说是后世哲学家以《易经》为依托,阐述自己的哲学思想,哲学的主体其实也是以人为本的,由此可见,《周易》一书的性质就已经决定了其"以人为本"的特质。其次在《易经》的卦爻辞反映其"以人为本"或"以民为本"思想的论述也很多。如《周易下经·兑》曰:"兑,说(悦)也。刚中而柔外,说(悦)以利贞,是以顺乎天而应乎人。说(悦)以先民,民忘其劳。说(悦)以犯难,民忘其死。"文中兑就是悦,若能做到阳刚居中,阴柔在外,是以正当有利,令人喜悦。强调君王做事情要以使民众喜悦为先,这是"顺天应民",体现了从民出发、政在民心的民本思想。当然在这种情况下,民众就会忘记劳苦,遇到冒险犯难时,也会乐而从之,甚至置犯难牺牲而不顾。《周易下经·贲》云:"观乎天文,以察时变,观乎人文,以化成天下。"是说察天意就是为了察时变,而察时变则是为了察民意以教化天下。这样就把天意与民意,敬天、顺天与顺民、化民联系了起来,是天道与人道的统一。《周易》的敬天、顺天实质上也是重民、顺民的一种表现。《周易下经·益》:"《彖》曰:'益',损上益下,民说无疆,自上下下,其道大光。"意思是说减轻赋税、藏富于民则民众欢喜,减少压迫、君上谦卑并深入民众则其道大大光明矣,反映了《周易》恤民、亲民的思想。从治国安邦出发,《周易》要求统治者要尚贤任能,如《周易上经·大畜》云:"刚上而尚贤,能止健,大正也。"意思是说国君刚健向上且崇尚贤人、善用贤人,行事又得其正,那就是正而大了。在《周易上经·颐·象》中说"天地养万物,圣人养贤以及万民",其意在说,天地养育万物,圣人养育贤人以及教化千万民众,则贤人能尽其力,万民能乐其生,反之如失其时则贤人隐,万民苦矣。无论是《大畜》卦还是《颐》卦都反映了《周易》尚贤任能的安民思想。此外,《周易》亲民、保民、爱民的民本思想还体现在《比》《观》《临》《井》等卦之中。

《周易》以人为本的思想对中医学产生了很大的影响。这不仅仅是由中医学和《周易》研究对象的同一性(即人)所决定的,更主要是由中医学具有很强的人文性和哲学性这一特质所决定的。《周易》作为中华文化大典和中国传统哲学的源头,对于中医学的影响是不言而喻的。首先,中医学沿袭了《周易》对自然和人的起源认识,认为人是自然界的产物,也是自然界的一部分,如《素问·宝命全形论》云"人生于地,悬命于天,天地合气,命之曰人。人能应四时者,天地为之父母",《素问·六节藏象论》说"天食人以五气,地食人以五味……气和而生,津液相成,神乃自生"。

崇尚自然、重视生命、维护生命健康是中华民族的传统美德,也是中医人文思想的核心价值观,如《素问·宝命全形论》明确提出"天覆地载,万物悉备,莫贵于人",强调了人在自然界中的重要性和突出地位。历代医家对这种思想进行了进一步论述,如张仲景认为精究方术可以"上以疗君亲之疾,下以救贫贱之厄,中以保身长全,以养其生",唐代医家孙思邈在《备急千金要方》中也提出了"二仪之内,阴阳之中,唯人最贵"的思想,并反复强调"人命至重,有贵千金""全生之德为大"。孙思邈认为医生只有以仁术济世,才能成为真正的"苍生大医"。他要求医生对患者要有"大慈恻隐"之心,不避艰险"一心赴救"之念,对待患者"不得恃己所长,专心经略财物",而应做到"普同一等,皆如至亲之想"。后世中医学家逐步形成了"医乃仁术"的思想共识,"仁"是"以人为本"很好的体现,"仁"的思想虽然直接源于儒家,但儒家却把《周易》称为其思想源泉。

(二) 生生之道

中医学除了具有自然科学的学术特征外,还具有鲜明的中国文化特征,体现了科学性与人文性的双重内涵。《周易》作为中国哲学源头,其所包含的"生生之谓易"的基本精神,直接影响并决定中华医学"生生之道"精神的形成与确立。

《系辞》曰"生生之谓易",所谓"生生"是指连续不断、永不休止的生成演化过程。"生生不息"不仅是宇宙自然存在的基本方式,而且是一切变化的根本。关于"生生之谓易",历代学者多有阐发,如宋代俞琰云"阴生阳,阳生阴,阴阳相生而其变无穷。故曰生生之谓易"(俞琰《周易集说》卷二十九《系辞上传二》);宋代程颢、程颐云"生生之谓易,是天之所以为道也。天只是以生为道,继此生理者,即是善也"(《二程遗书》卷第二上《二先生语二上》);宋代董楷云"生生之谓易,生生之用则神也""生生之谓易,理自然如此"(董楷《周易传义附录》卷十上《系辞上》)。可见"生生之谓易"包含生生之道、生生之德、生生之理、生生之变、生生之具及生生之用等内涵。

中医学认为,人秉生生之气而生,且以生生之气为本。《素问·宝命全形论》说:"人以天地之气生,四时之法成。""夫人生于地,悬命于天,天地合气,命之曰人。"天地之气即生生之气,当人禀受天地生生之气生成之后,天地的生生之气便衍化为人体内的生生之气,由此决定了人一生的生、长、壮、老、已,并通过父母之精得以代代相传。如《素问·上古天真论》说"女子七岁肾气盛……三七肾气平均……丈夫八岁肾气实……三八肾气平均……五八肾气衰……"。这里所讲肾气,即指生生之气,因肾为先天之本,肾中精气具有促进人体生长发育的功能,是人体生命之本。这种生生之气的运动变化称为气化,人的生长、发育都是在气化的基础上产生的,人的生命始于气化,而终于气息。人禀天地生生之气而生,人的生生之气与自然界之生生之气彼此息息相通,故人的生命活动必然要遵循自然规律。《灵枢·顺气一日分为四时》曰:"春生夏长,秋收冬藏,是气之常也,人亦应之。"即人的脏腑气血会随着四季的更替而有相应的变化。《素问·金匮真言论》云"东风生于春,病在肝""南风生于夏,病在心"等,是说不同季节会引发人体相应脏腑的疾病。因此,人的饮食、起居、动静必须顺应而不能违背自然之理。《周易·系辞下》云:"天地之大德曰生。"元代王好古说:"盖医之为道所以续斯人之命,而与天地生生之德不可一朝泯也。"(《此事难知·后序》)明代张介宾说:"夫生者,天地之大德也;医者,赞天地之生者也。"(《类经图翼·序》)《素问·宝命全形论》云:"天覆地载,万物悉备,莫贵于人。"这些论述说明人是"生生之德"之产物,作为方技之术的中医学,其主要任务在于维护人的健康,使之生生不息。所以医者应该善于利用自然的生生之气以助人的生生之气,通过人的生生之气以调节机体,实现"阴平阳秘",最终恢复健康状态。从而决定了中医治疗的特点不是直接消灭或祛除疾病,而在于通过以"调"求"和",使人体自身达到"阴平阳秘"的平衡状态,充分体现了中医学"生生之道"之医道本质。

(三)变易与归一

《周易》之"易"的含义之一便是变易,变易是《周易》的核心思想。孔颖达在《周易注疏》中写道:"正义曰:夫易者变化之总名,改换之殊称。"旨在强调宇宙万物运动变化的永恒性和绝对性,而且变易随着时间空间的变化而变化,随着周围事物的变化而不断变化。这种变化的绝对性决定了宇宙世界的复杂性甚至是不可预测性。如《周易·系辞下》曰:"易之为书也不可远,为道也屡迁,变动不居,周流六虚,上下无常,刚柔相易,不可为典要,唯变所适。"《周易》的变易思想对中医理论产生了巨大影响,从基本理论到临床治疗以至养生康复无不体现着"变易"的烙印。《周易·系辞上》云"刚柔相推而生变化",反映了阴阳的不断变化、五行的相生相克与胜复制化,无不体现着"变易"思想,而且阴阳五行学说认为阴阳或五行的运动变化是世界产生、发展、变化以至消亡的根源。

《周易·系辞上》曰"精气为物",指出精气构成了宇宙的万物。精气学说认为精气是宇宙的本原,是存在于宇宙中的运动不息的极细微物质,其自身的运动变化推动着宇宙万物的发生、发展与变化,这充分体现了变易思想在精气学说中的运用。气的运动包括"升、降、出、入、聚、散、离、合",而气的运动产生的变化称之为气化,在气化的过程中,"气聚而有形,气散而无形",即《正蒙·太和》所言:"太虚不能无气,气不能不聚而为万物。""升、降、出、入"是气运动的基本形式,通过"升、降、出、入"而化生万物,即如《素问·六微旨大论》

说"是以升降出入,无器不有",《正蒙·太和》"气坱然太虚,升降飞扬,未尝止息,《易》所谓'缊缊',庄生所谓'生物以息相吹''野马'者欤"。人体中气的运动失常则产生各种病理变化,甚至引起身体的生命变化,如《素问·六微旨大论》云"出入废则神机化灭,升降息则气立孤危。故非出入,则无以生长壮老已;非升降,则无以生长化收藏",《周易》的变易思维还体现在脏腑经络理论思想中,如"心开窍于舌,其华在面""肾开窍于耳,其华在发""五脏有疾也,应出十二原,十二原各有所出。明知其原,睹其应,而知五脏之害矣"。这些论述看似反映了人体内外相联系的思想,但其实这种联系是基于变易思想的,所以在中医学中以表知里的思维方法实质是变易思想的延伸。

《周易》之"易"的另一层思想则是"不易"。不易,说明永恒运动的宇宙万物存在一定的规律性,即"道"的不变性,在纷繁复杂的万物运动的过程中包含相对静止的稳定性,这种稳定性就是"不易"。要把握这种"不易"必须追本溯源了解"变易"发生的根本。《周易·系辞上》云:《易》有太极,是生两仪,两仪生四象,四象生八卦。"两仪指天地,太极是天地未分的统一体。郑玄《周易注》解释太极说:"极中之道、淳和未分之气也。"李鼎祚《周易集解》引虞翻说:"太极太一,分为天地,故生两仪也。"《太极图说》云:"无极而太极,太极动而生阳,动极而静,静而生阴,静极复动,一动一静,互为其根分阴分阳,两仪立焉。阳变阴合……四时行焉……二气交感,化生万物,万物生生,而变化无穷焉。"也就是说,繁杂的"变易"其实是源于"不易"的阴阳以至"太极"。后世儒道两家都奉《周易》为经典,在各自的认识论中都延续了《周易》由"变易"到"不易"的即由繁到简的思维方式,进而提出了另外一个十分重要的哲学概念范畴,即"一"。"一"作为哲学概念在《周易》中并未进行特殊论述,但儒道两家对"一"发生了浓厚的兴趣,孔子常言"一以贯之",一对多而言,"一以贯之"对"多学而识"而言,就是在融通的基础上用一个总的原则把握"多学而识"的众多思想内容。而道家对"一"进行了深刻的讨论,认为宇宙的发生是源于绝对的"道",即"道生一,一生二,二生三,三生万物。万物负阴而抱阳,冲气以为和"(《老子·四十二章》)。汉代许慎《说文解字》解释"一"时将道家思想和《周易》思想融合,提出"惟初太极,道立于一,造分天地,化成万物"。老子思想中的"一"就具有了类似于"道"的根源性和根本性的意义,它被看成是万物的最高本质和内在根据。可见,无论儒家或者道家在认识"一"与万物的"多"的关系中,"多"统一于"一",即"归一"。

中医学对"一"的认识并无太多哲学解释,但在认识自然与人体时,秉承了传统哲学"变易"与"归一"的思想,在充分认识生理病理复杂性的同时,力求找出"不易"的规律性和稳定性,为治疗的"简易"提供充足的理论依据。也就是说,中医学一方面认为人体的生理病理、诊断治疗、养生康复是十分复杂的,这种复杂性体现于人与自然、人与社会、人体自身等多方面,另一方面认为人体的生理病理都是有规律可循的,这就需要"归一"。不同的情况下中医学对所"归"之"一"的认识是不同的,阴阳学说认为,阴阳是自然界及人体一切变化的根本,甚至是人体生命及养生、疾病治疗的根本。如《素问·生气通天论》云:"黄帝曰:夫自古通天者,生之本,本于阴阳。"《素问·阴阳应象大论》也云:"阴阳者,天地之道也,万物之纲纪,变化之父母,生杀之本始,神明之府也。治病必求于本。"在复杂的病因认识中,阴阳学说以阴阳为纲进行病因分类,即同《素问·调经论》所言"邪之生也,或生于阴,或生于阳"。谈及养生时,《素问·上古天真论》云:"上古之人,其知道者,法于阴阳,和于术数。"精气学说则认为,"精"(或气)是世界(包括人)的本原,这种认识其实也是源于《周易》,如《周易·系辞上》说"精气为物",认为宇宙万物由精气构成。《易经·咸·象》又云"天地感而万物化生",《周易·系辞下》说"天地绸缊,万物化醇;男女构精,万物化生"。所以《庄子·知北游》说:"人之生,气之聚也。聚则为生,散则为死……故曰通天下一气耳。"精气学说还认为人体的一切变化都是精气运动变化的结果,因此治疗也应该以"调气"为本,如《灵枢·刺节真邪》说"用针之类,在于调气"。

在中医学中对"一"思想的体现其实莫过于"证"概念的出现和归纳,"证"是对疾病过程中一定阶段的病因、病位、病性、病势等病机本质的概括,它反映了疾病的本质。在诊断过程中应运用四诊(望、闻、问、切)的方法,将所得的资料进行综合分析辨明病因、病位、病性及其发展变化趋势,透过复杂的、不断变化的疾病现象或症状,将其简化归纳为"证",为疾病的治疗奠定基础,所以辨证论治成为中医学的重要特点,并在此基础上衍化出"同病异治"和"异病同治"。

尽管中医学在不同的情况下对所归之"一"有多重含义,似乎并没有归纳为极其简单的"唯'一'",但充分体现了《周易》学"变易"与"归一"现象的辩证性。

第三节　中医学对《周易》思维方式的吸收与运用

思维是人类生存与繁衍过程中,通过生产劳动和生活实践逐渐形成的一种有别于动物的特有能力。医疗行为是人类谋求生存的手段之一,因此,医学思维的形成与发展伴生于同期人类思维的发展之中,既未能超越也不可分离。《周易》成书于西周及春秋战国时期,比《黄帝内经》的成书年代略早(部分处于同一时期),所以无论从人类思维产生过程及角度还是从文化影响两个方面来看,中医学的思维模式必然会受到《周易》的影响。概括起来,《周易》对中医学思维方式的影响主要体现在如下几个方面。

一、道器合一

(一) 传统哲学中关于道与器的基本认识

"道"与"器"是中国传统文化中的重要哲学范畴,传统"道器观"对我国封建社会曾产生过重大影响。关于"道"的论述,在《周易·系辞上》说"一阴一阳之谓道",阴阳交合是万物生成之最高准则,并将之称为"君子之道";《周易·系辞上》还说"见乃谓之象,形乃谓之器,制而用之,谓之法""乘也者,君子之器也"。这些论述都认为"器"不仅仅是显现出来的,更是有形象的。《周易·系辞上》记载"形而上者谓之道,形而下者谓之器",这是我国最早关于"道"与"器"关系的论述,也是"器"这一哲学范畴的源头。此处,"道"即"形而上者",是非物体的、抽象的精神因素;"器"属于器物层面,也可以理解为追求物的手段或技能,即"形而下者"。"道"与"器"虽然是对立的,但它们又统一在"形"中,认为"道器合一","器"是"道"在实际中的应用,"道"则是"器"更深层次的本原和规律。几乎与《易传》同一时期的老子关于"道"相关的论述颇多相似,对于"器"的范畴甚至还未确定。老子云:"道可道,非常道;名可名,非常名。"又说:"道生一,一生二,二生三,三生万物。""道"作为存在于万物之先不可名状的本原,支配着宇宙自然和人类社会的运动变化。没有任何事物可以先于"道"而存在,"道"不会因万物的影响发生丝毫变化,认为"道"是人人都应追寻的最高真理。"道"与"器"不是对立的,而是一个问题的两个方面;重道轻器或重器轻道,均有失偏颇。道器并重,如"鸟之两翼,车之两轮",不能分离分割,且是并重并行的。

(二) 道器合一思维模式对中医学的影响

中医学深受"道器合一"思维的影响。《黄帝内经》认为,气是物质性的实体,是构成宇宙的本始物质,气也是生命的本原,是构成生命的基本物质,人的形体和人的思想精神都是气的产物。气本为一,分而为二(阴、阳),气是阴、阳二气的矛盾统一体,万物是气可以感知的有形存在形式。中医学的"道器合一"主要表现在三个方面。

1. **形神合一** 形指的是物质、形体,谓之"器";神指精神、功能,谓之"道"。中医认为,神为形之主,形为神之宅;形是神的物质基础,神是形的功能和主宰,如张景岳在《类经·针刺类》中所说"形者神之质,神者形之用。无形则神无以生,无神则形无以活"。二者在生理上相互协调、相互统一,病理上相互影响、相互制约。即形体的强弱直接决定精神的盛衰,五脏功能的正常与否也直接影响着精神,"府精"则"神明";反之,精神又可反作用于形体,能影响人的身体健康状况和五脏的状态。在"道器合一"思维模式的指导下逐步形成了"形与神俱""形神合一"的生命观,因此在养生防病方面强调形神合一,如《素问·上古天真论》曰"上古之人,其知道者,法于阴阳,和于术数,食饮有节,起居有常,不妄作劳,故能形与神俱,而尽终其天年,度百岁乃去"。这说明不仅人体自身应该形神合一,还应将人体自身之"器"与自然之"道"合一,即所谓"法于阴阳,和于术数"。在《素问·灵兰秘典论》中说"凡此十二官者,不得相失也。故主明则下安,以此养生则寿,殁世不殆,以为天下则大昌。主不明则十二官危,使道闭塞而不通,形乃大伤,以此养生则殃",同样强调了人体脏腑之间不仅要相互协调,而且心所主之"神"在各脏腑之"形"的功能活动中具有十分重要的意义。

2. **人体结构与功能的统一** 中医学认为人体是以五脏为中心、通过经络相联系,并以气血为物质基础的有机整体,人体自身结构之"器"与其功能之"道"和谐统一,建立了中医独特的生理病理体系——藏象经络学说。如五脏为实质性器官,藏精气而不泻,满而不实;六腑为空腔性器官,传化物而不藏,实而不满。如心与脉相连,脉中血液充盈,所以心主血;血是神志活动的物质基础,所以心主神明,为五脏六腑之大主。肝主藏血以血为体,肝主疏泄以气为用,气血和调则肝疏泄正常。脾与胃一脏一腑相互表里,纳运结合、升降相因、燥湿相济,二者协调共同促进人体饮食物的消化吸收和水谷精微的转运。膀胱主贮藏和排泄尿液,肾则主水,主司水液的蒸腾气化并主司膀胱的开阖,二者相互协调并在肺脾等脏腑的协调下促进水液代谢。血质地醇厚滋润,对人体具有营养滋润作用;气则质地彪悍,活力很强,对人体具有推动温煦等作用。反之,"道器失和"或"器有所伤"则会发生不同的病理变化。

此外,中医学通过长期的实践观察还进一步认识到了人体五脏与外在形体、官窍、体表光华、五液、情志活动及自然界季节变化具有密切的生理病理关系。

3. **理法方药（术）合一**　《素问·阴阳应象大论》云："阴阳者,天地之道也,万物之纲纪,变化之父母,生杀之本始,神明之府也,治病必求于本。"《素问·至真要大论》云："谨察阴阳所在而调之,以平为期,正者正治,反者反治。"说明治本在于调整阴阳之平衡,阴阳不仅是"天地之道",也是人体之"道",并提出了"正者正治,反者反治"的治法。到东汉时期,张仲景《伤寒杂病论》首先提出"证"的概念,并确立了"理法方药（术）"的辨证论治体系。所谓"证"即疾病在某一阶段病理实质的概括,反映的是病变当前阶段的主要矛盾。辨证就是把四诊所收集的资料,通过归纳、分析,辨别疾病的病因、病性、病位及邪正之间的关系,进而概括、判断为某证。这是中医学通过说"理"而揭示疾病本质的特有方式,也是"治病求本"的具体要求。然后根据"辨证"的结果,确定具体的治则治法,此即"法"。接着再根据治则、治法进行遣方用药或施以其他治疗手段,此即"方药（术）"。"理"与"法"属于"道"的层面,而"方药（术）"即属于"器"的层面。根据中医学的治疗理论,"理、法"之"道"必须与"方、药（术）"之"器"相互一致,即所谓"道器合一"。如感受阳邪或阴邪从阳化热出现实热证时,就当使用"热者寒之"的法则进行治疗,当选用清热之方（如黄连解毒汤）等,使用黄芩、黄连、黄柏、栀子等药物,或使用三棱针刺血泻热之术。

二、时空并重,时间为主

（一）《周易》的时空观

时间和空间是事物存在的形式,时间和空间为事物存在外部联系的两个基本环节,二者不可分割。对时空的认识和运用,受思维方式和具体历史条件,特别是科学技术状况的制约,反过来又对文化形态特征产生重要影响。在人类的认识史上,主要形成了两类时空学说,一类为物理时空,一类为生命时空。物理时空学说以空间为主,与空间相比,时间居于从属和次要位置。生命时空学说则重在时间,把空间视为时间的从属。以《周易》为代表的中国文化以生命时空为主要传统,所以将时空统一于时间,但其时间概念不是单纯的,而是包含有空间概念以及事物态势及时机的含义。

空间是物质表达的另一种方式,《周易》对空间的认识多用"虚"来替代,如"日中则昃,月盈则食,天地盈虚,与时消息"（《丰·彖》）,但其中所讲的"虚"

是实在,宇宙之间由"虚"和"实"构成,眼见之物为实在,苍苍茫茫的并非"空无一物",而是"氤氲、相荡、胜负、屈伸"的气,阴阳二气充满太虚,此外更无他物。

"时"是《周易》中一个极其重要的观念,它不是一个线形的时间流,也不是一种平面化或简单化的所谓客观规律,表征的是一种充满变化的、整体的背景或曰"境遇"。北宋著名易学家程颐在《二程遗书》(卷十九)中指出"看《易》且要知时",在"时"的基础上对人或事的"机变"进行观察。"天地之德不易,而天地之化日新",天地间的一切具体事物都是一种当下性的境遇性存在,处在不断流变之中,而这种流变的境遇《周易》用"时"去表达,用"象"(卦象和爻象)去表现,即《系辞》所说"易也者,象也"。正如王弼所说,"卦以明时""爻以适变"。六十四卦就是六十四种"时",而且每一卦都不是各自抽象孤立的,它总是从与其他各卦的相互联系中,象征和透显出整个宇宙人生的大境遇。这个境遇既承载着过去,又涵摄着现在,孕育着未来。六十四卦从乾坤卦开始至未济卦结束,意味着宇宙世界从天地(乾坤)开始而至未济(未成之象,也是新的开始),说明宇宙世界不断变易,无有终时,这种思维实际上也是以时间为主轴的。

当然,《周易》中对"时"的论述的背后也包含着对"空"的认识。但论及"空",也常以"时"统之,如《周易·乾·彖》云:"大哉乾元,万物资始,乃统天。云行雨施,品物流形。大明始终,六位时成,时乘六龙以御天。乾道变化,各正性命,保合大和,乃利贞。首出庶物,万国咸宁。"说明自然界天地广大,万物资生,统属于天(空间),但云行雨落、万物传播、乾道变化都依赖于时间的流行,即"六位时成,时乘六龙以御天"。在《易经》中六爻的变化,是"位"的变化,看似说是"空"的变化,但六爻演化出的功用或者态势是以"时"而言的。"六位时成,时乘六龙以御天"即是对六阳爻的"时"与"位"的表述。又如《周易·系辞上》云:"一阴一阳之谓道,继之者善也,成之者性也。"继善成性的含义表明,阴阳之道的主旨在于生育和化成。天地系最大的阴阳,"天地变化,草木蕃"(《坤·文言》),"天地感,而万物化生"(《咸·彖》),其蕃生化育之因正来之于阴阳,阴阳本是"易"的核心。因此,阴阳化为实物的感性存在则呈现一个时间过程。《周易·系辞上》特别提出:"阴阳之义配日月。"而日月往还带来昼夜寒暑,所以阴阳作为宇宙之道,是一对时间性的范畴。

(二)《周易》时空观对中医学的影响

中医学受《周易》时空观思维的影响,从人体的生理病理到疾病的诊断治疗以及养生等各方面都体现了时空并重、以时为主的思维模式。在某种意义上,甚至可以说,与人体相关的时间因素是《黄帝内经》理论思维的重心。王冰在《黄帝内经素问注》中几乎全盘接受了这种时空观,并在不少地方做了发挥,如"五运更统于太虚,四时随部而迁复,六气分居而异主,万物因之以化生"等论述,都体现了王冰对这种时空观的认可和接受。

1. **"时""空"结合辨病势**　《周易》中的"时"不仅是时间概念更是以时间为基础的一种境遇和态势,这一点在中医学中也有充分的体现,在中医辨证的过程中,除辨别疾病的原因、部位、性质和邪正关系之外,很重要的一点就是辨病势,即根据症状体征辨别疾病的预后。如《伤寒论》"伤寒三日,三阳为尽,三阴当受邪,其人反能食而不呕,此为三阴不受邪也",即三日后病邪从三阳阶段已尽,预知可能传入三阴阶段。又如"伤寒二、三日,阳明、少阳证不见者,为不传也",认为太阳表证二、三天后可能向阳明、少阳阶段传变。又如《金匮要略·血痹虚劳病》篇谓"劳之为病,其脉浮大,手足烦,春夏剧,秋冬瘥",即言阴虚阳亢之虚劳,至春夏阳盛之时,外热与内阳相合,其病日趋加剧,至秋冬阴盛之际,外寒抑其内热,故病情可望减轻。而在《灵枢·邪气脏腑病形》篇指出"色青者,其脉弦也;赤者,其脉钩也;黄者,其脉代也;白者,其脉毛也;黑者,其脉石",以四时五脏脉与色相应为常,或无病,或病情轻浅。"见其色而不得其脉,反得其相胜之脉,则死矣;得其相生之脉,则病已矣",色脉相失,有相胜、相生两种情况,分主不同预后。为强调色脉合参的诊断作用,《素问·五脏生成》提出"能合脉色,可以万全"。这些论述不仅将时间和空间统一起来,而且对疾病所出现的态势、境遇也进行了分析,是《周易》运用"时""空"思维进行预测态势、机变的很好体现。

2. **以"时"为主思维的运用**

(1) 人体生理与时空关系:人体的生成虽然禀受于天地之气,但也依赖四时变化。如《素问·四气调神大论》云:"阴阳四时者,万物之终始也,死生之本也。"《素问·宝命全形论》也云:"人以天地之气生,四时之法成。""人能应四时者,天地为之父母……能经天地阴阳之化者,不失四时。"随着昼夜的变化,人体的生理状态也会发生变化,如寤寐、气血、脉象,兴奋与抑制的功能状态等也会有所差异。如《灵枢·营卫生会》云:"营在脉中,卫在脉外,营周不休,五十而复大会,阴阳相贯,如环无端。"《灵枢·五十营》认为经脉之气一日一夜在人体循环运行五十周次,并指出"气行五十营于身,水下百刻……漏水皆尽,脉终矣"。《素问·生气通天论》说:"故阳气者,一日而主外,平旦人气生,日中而阳气隆,日西而阳气已虚,气门乃闭。"说明了人体阳气与昼夜变化的关系。

随着季节的变化,人体体液的分泌与排泄、面色、脉象亦随之变化。如《素问·脉要精微论》说:"四变之动,脉与之上下……阴阳有时,与脉为期……春日浮,如鱼之游在波;夏日在肤,泛泛乎万物有余;秋日下肤,蛰虫将去;冬日在骨,蛰虫周密,君子居室。"说明了脉象与四时的关系。与之相应,昼夜或季节等时间变化,人体的病理也会发生变化,不同的季节常有不同的发病规律,如春多风病、夏多热病、秋多燥病、冬多寒病。《素问·阴阳应象大论》和《素问·生气通天论》所言"冬伤于寒,春必温病"。又如《素问·金匮真言论》云"东风生于春,病在肝""北风生于冬,病在肾""中央为土,病在脾"。《素问·金匮真言论》言:"故春善病鼽衄,仲夏善病胸胁,长夏善病洞泄寒中,秋善病风疟,冬善病痹厥。"这些则是论述时间对疾病的影响。当然,不同的地域环境或生活环境对人体的生理病理也有一定的影响,但其重要程度比时间的影响相对要小。

（2）疾病诊治与时空关系:人体的生理病理与时空关系密切,尤其是与时间关系密切,因此疾病的诊断和治疗必然随时间的变化而变化。如诊脉时间也应选在清晨为宜,如《素问·脉要精微论》说:"诊法常以平旦,阴气未动,阳气未散,饮食未进,经脉未盛,络脉调匀,气血未乱,故乃可诊有过之脉。"病情变化也与昼夜、季节有关,如《灵枢·顺气一日分为四时》说:"夫百病者,多以旦慧昼安,夕加夜甚何也? 岐伯曰:四时之气使然……春生、夏长、秋收、冬藏,是气之常也,人亦应之。"《伤寒杂病论》所言"伤寒一日,太阳受之,脉若静者,为不传,颇欲吐,若躁烦,脉数急者,为传也""伤寒二三日,阳明少阳证不见者,为不传也""伤寒六七日,无大热,其人躁烦者,此为阳去入阴故也"。说明随着时间的变化,疾病的病情、病位及病机均发生了变化。所以治疗也当应时辰变化进行,如《素问·八正神明论》指出"凡刺之法,必候日月星辰,四时八正之气,气定乃刺之……月生无泻,月满无补,月廓空无治。是谓得时而调之"。并且指出,若治反天时,就会导致变证丛生,造成不良后果,即"阴阳相错,真邪不别,沉以留止,外虚内乱,淫邪乃起"。此外治疗中所言"用温远温""用寒远寒"等法则也是根据季节气候变化而应遵从的不同治疗原则。李杲《脾胃论·用药宜忌论》还指出:"凡治病服药,必知时禁……冬不用白虎,夏不用青龙。"孙思邈《备急千金要方》说:"病在四肢血脉者,宜空腹而在旦;病在骨髓者,宜饱满而在夜。"对服药的时间进行了描述。此外,针灸中的"子午流注针法"则是根据时间流注而进行针刺的一种手法。

（3）养生防病与时空的关系：《黄帝内经》认为，四时阴阳变化为万物生长收藏之本，只有顺应四时阴阳消长变化节律，才能保持身体健康。因此，《素问·四气调神大论》提出了"圣人春夏养阳，秋冬养阴"的"因时养生"法则，并指出了具体的方法：春三月，夜卧早起，广步于庭，被发缓形，以使志生；夏三月，夜卧早起，无厌于日，使志无怒，使华英成秀；秋三月，早卧早起，与鸡俱兴，使志安宁，以缓秋刑；冬三月，早卧晚起，必待日光，使志若伏若匿。这种春养生、夏养长、秋养收、冬养藏的"因时养生"方法，对保持健康、延年益寿具有很重要的意义。除此以外，对于养生防病还应因时避邪，如《素问·至真要大论》说"百病之生也，皆生于风寒暑湿燥火，以之化之变也"，即言六淫的产生，与时气及年运的太过、不及有关，而时气、年运的太过与不及则存在着一定的时间节律性。因此，《素问·上古天真论》强调养生必应四时之气的常与变，做到"虚邪贼风，避之有时"。

三、天人合一

天人关系是所有哲学体系必然会面对的一个问题，作为中国传统哲学源头的《周易》对天人关系的认识表现在多个方面，但总体来讲，"天人合一"是《周易》一书对天人关系的最好概括。正如汤一介先生所指出的，"天人合一"学说"不仅是一根本性的哲学命题，而且构成了中国哲学的一种思维模式"。"天人合一"最早四字连用其实是在张载《正蒙·乾称》对儒家天道和人事关系观点进行概括时出现的，而之后各家对"天人合一"的论述和理解虽然有所差异，这种差异主要是基于天、地、人，尤其是"天"含义的变迁而产生的。天常指自然、天空，甚至包括超越自然并有一定意志力的绝对存在。在《易经·说卦传》中，"天"的含义趋于更加丰富和多样化，如"天命""天则""天道""天行""天数"等。无论对其含义有什么理解，"天人合一"逐步成为中国传统思想文化的核心理念和重要命题，而且逐步统一在如下两个方面，首先是认为人是"天地"产物，天人应该和谐统一，再者认为人应该顺应自然变化，自然界的一切变化对人都会产生一定影响。

（一）《周易》"天人合一"思维产生的基础

1.《周易》的卜筮性决定其"天人合一"的本原思想　《周易》思想作为中国古代人民在实践过程中的总结，是其时代发展的产物。《周易》一书中的《易经》成书较早，该书原本是卜筮之书，卜筮是早期中国传统文化行为的体现,是人类不同文明早期发展阶段所存在的共性现象,也是人类早期文明形态的重要载体,主要是部落(或国家)大型活动或者重大问题决策之前必然要进行的一种"问卜"行为。而掌管占卜或祭祀的主人公则是上能通天、下能通地、中晓人事的"巫",问卜者则往往是被称为"帝"的"人",通过问卜了解"天地"的旨意,即所谓"天垂象……圣人则之"。可见,从掌管"问卜"仪式者的身份(即"巫"),到"问卜"所问之"对象"都与天地密切相关,一直认为"天地"对人具有重大影响,"人"应该顺应"天地"、依赖"天地",所以说"人"应该与"天地"相合。所以《周易·系辞》提出"易与天地准,故能弥纶天地之道"的观点。

2.《周易》内容决定了"天人合一"必然性 《周易》中的《易经》部分虽然并非出于一人一时之手,但都是"巫"卜筮内容的记录,而"巫"在卜筮时必然会与天地相参,正如《周易·系辞下》言《易》为伏羲"仰则观象于天,俯则观法于地……近取诸身,远取诸物,于是始作八卦"。《易经·系辞上》曰:"天尊地卑,乾坤定矣。卑高以陈,贵贱位矣。动静有常,刚柔断矣。方以类聚,物以群分,吉凶生矣。在天成象,在地成形,变化见矣。是故刚柔相摩,八卦相荡。"也就是说,《周易》一书虽然讲的是"人事",但它是在"观天、察地"基础上探讨的。可见,由此基础上形成的《周易》一书本来就包含着天人一体的哲学思维。

3."天、地、人三才"是"天人合一"思维的发端 《周易》认为,天、地、人三才同根同源,从根本上来说,它们都是创生于混沌未分的太极、太一或大一,即整体的一、绝对的一。正如《周易·系辞上》曰:"《易》有大(太)极,是生两仪。"这是中国古代先民对于宇宙万有的源头与创始的一种求解。孔颖达解释为:"太极谓天地未分之前,元气混而为一,即是太初、太一也。"也就是天地未分之前,自然界为"混沌之气",然后逐步产生天地、阴阳,即所谓"两仪",在此基础上阴阳交感,化生万物,如《咸·象》"天地感而万物化生",《周易·系辞下》云"天地缊缊,万物化醇,男女构精,万物化生"。可见人是天地之气的产物,再向上追溯,天、地、人三才都源于"太极"。从卦象上来看,《周易》六十四卦每一卦均由六爻组成,分为上、中、下三组,每组两爻,分别代表"天道""人道""地道"。《周易·说卦》:"昔者圣人之作《易》也,将以顺性命之理。是以立天之道曰阴与阳,立地之道曰柔与刚,立人之道曰仁与义。兼三才而两之,故《易》六画而成卦。"由此,六爻虽分为三组但又统一于同一卦象之中,就好比天、地、人三才虽然各自而立,但它们在"性命之理"的意义上是一致的。如《周易·系辞下》所言:《易》之为书也,广大悉备。有天道焉,有人道焉,有地道焉。兼三才而两之，故六。六者非它也，三才之道也。"

由此可见，《周易》中的六十四卦卦象中就包含着天人一体、天人合一的思维，这种"天人合一"的思想其实是《周易》的一种固有的甚至可以说是本能的思维方法，只不过在《周易》中没有直接言说而已。

（二）《周易》"天人合一"思维在中医学中的体现

中医学作为同样是"以人为本"的关于"人"的学科，包含有丰富的哲学思维，在其形成过程中本能地接受了《周易》的这一思维。可以说中医学在这一思想的指导下构建了中医理论的基本体系，主要表现在如下几个方面。

1. 人是天地的产物　中医学认为，"气"是构成宇宙万物的本原，自然界一切事物的发生、发展、变化、消亡都是阴阳二气相互作用的结果。人是自然的产物，人类生存和繁衍于自然环境之中，生命活动所需的各种物质都来源于自然界。如《素问·六节藏象论》所说："天食人以五气，地食人以五味。五气入鼻，藏于心肺，上使五色修明，音声能彰。五味入口，藏于肠胃，味有所藏，以养五气，气和而生，津液相成，神乃自生。"这段话表明人的生命离不开天地自然的馈赠，天之五气和地之五味进入人体相应部位，使机体相应脏腑产生了相应的功能。因此《素问·宝命全形论》曰："夫人生于地，悬命于天，天地合气，命之曰人。"不仅如此，人在结构上也往往与天地自然具有类似的一面，如《灵枢·邪客》所云"天圆地方，人头圆足方以应之；天有日月，人有两目；地有九州，人有九窍；天有风雨，人有喜怒；天有雷雨，人有音声；天有四时，人有四肢；天有五音，人有五脏；天有六律，人有六腑；天有冬夏，人有寒热；天有十日，人有手十指……此人与天地相应者也"。另外自然界有十二河流，一年有十二月，人有十二经脉；自然界一年有三百六十五天，人身有三百六十五穴（目前发现的腧穴为三百六十二个）等。当然，由于古人运用这一思维时忽略了事物的多样性，所以难免存在很多牵强附会之处，故在中医学习过程中应该加以甄别，不可生搬硬套。

2. "天"对"人"生病的影响　由于人与自然具有相同的阴阳、五行结构，所以人与自然界众多事物之间也具备了同样的阴阳消长和五行生克制化规律。正如《素问·至真要大论》所说："天地之大纪，人神之通应也。"具体表现在人体的生理状况、病理变化，以及疾病的发生、治疗、养生保健甚至药物的采摘、制备等各方面。如《素问·生气通天论》曰"平旦人气生，日中而阳气隆，日西而阳气已虚，气门乃闭"，论述了人体的阳气消长规律与太阳一天的运动规律相同。脉象变化也同样有着与自然同律的变化。如《素问·脉要精微论》

曰："万物之外,六合之内,天地之变,阴阳之应,彼春之暖,为夏之暑,彼秋之忿,为冬之怒,四变之动,脉与之上下,以春应中规,夏应中矩,秋应中衡,冬应中权。"疾病的发生也有其同律性。如《素问·金匮真言论》指出:"故春善病鼽衄,仲夏善病胸胁,长夏善病洞泄寒中,秋善病风疟,冬善病痹厥。"再如《诸病源候论·瘿候》所说:"诸山黑土中,出泉流者,不可久居,常食令人作瘿病。"疾病的治疗也需要注意节律。如《素问·疏五过论》所说:"圣人之治病也,必知天地阴阳,四时经纪。"辨证治疗中也同样如此。如《素问·八正神明论》曰:"月始生,则血气始精,卫气始行;月廓满,则血气实,肌肉坚;月廓空,则肌肉减,经络虚,卫气去,形独居。是以因天时而调血气也。是以天寒无刺,天温无疑,月生无泻,月满无补,月廓空无治。是谓得时而调之。"又如《素问·六元正纪大论》曰:"用寒远寒,用凉远凉,用温远温,用热远热,食宜同法。"药物制备则有"司岁备物""道地药材"之说。对于养生,中医学同样提出了顺应自然界四时阴阳的变化规律来调养形神,如《素问·上古天真论》言:"上古之人,其知道者,法于阴阳,和于术数,食饮有节,起居有常,不妄作劳,故能形与神俱,而尽终其天年,度百岁乃去。"《素问·四气调神大论》中明确指出了"春夏养阳,秋冬养阴"的原则,如春三月,万物萌动,人应该"夜卧早起,广步于庭,被发缓行";冬三月,阳气闭藏,则应该"早卧晚起,必待日光"等,这才是"养藏之道"。

四、取象比类

取象比类是《周易》的一种重要的思维方式,也是人类认识世界和自然的基本方式之一,它分为"取象"和"类比"两个过程。是在对世界或某些事物、现象整体认识的基础上,找出其共有的特征,即"象",并去旁通其他相关事物或现象,以其达到认识周围其他事物或现象的目的。这种认识方法在人类认识世界的早期是十分普遍的,现在看来虽然有些粗糙,但对于引导人们"整体思维"的建立和"抽象"能力、"逻辑推理"能力的训练则具有十分重要的意义,也是一种理论体系构建过程中的重要的一环。由于人类认识的局限性和宇宙的复杂性,决定了人类永远存在对自身或者宇宙的认识盲区,所以取象比类思维方式具有绝对的存在意义。

(一)《周易》取象比类思维的建立

1. **周易之"象"**　"象"是中国传统文化中的一个重要的哲学范畴,也是《周易》体系中的重要概念。在《周易》中,"象"字出现的频率是比较高的。但是，"象"字在《周易》中的含义丰富，包括如下几个方面。一是指"形象""物象"，是一种客观存在的、可见之象。如《周易·系辞下》所说："在天成象，在地成形，变化见矣。"即在天上的有日月星辰之象，在地上的有山泽草木之形，各种事物以群体而区分，各种观念以门类相聚和，这种事物变化的道理就从中显现出来。二是指"现象""表象"，是一种变化的、发展的、具有联系的外在之象。三是指"意象""卦象"，是一种概括、说明事物状态及特性，反映事物客观规律的外在之象。

2. **自然之象**　这是取象比类思维建立的客观物质基础。《周易·系辞下》记载："古者包牺氏之王天下也，仰则观象于天，俯则观法于地，观鸟兽之文与地之宜，近取诸身，远取诸物，于是始作八卦，以通神明之德，以类万物之情。"通过对天上的现象、大地的形态等自然之象的观察，创制八卦，才能融会贯通神明的德性，以分类比拟万物的情状。因此，如《周易·系辞上》说："是故阖户谓之坤，辟户谓之乾，一阖一辟谓之变，往来不穷谓之通，见乃谓之象，形乃谓之器，制而用之谓之法，利用出入、民咸用之谓之神。""见乃谓之象"即阴阳乾坤，一开一关的变化结果显现出来就叫作象。又如《周易·系辞下》说"象也者，像此者也"，即象是模仿天地的情态而设置的。如《周易·系辞上》记载说："是故《易》有太极，是生两仪，两仪生四象，四象生八卦，八卦定吉凶，吉凶生大业。""两仪生四象，四象生八卦"即阴阳两仪变而产生象征四时的太阳、太阴、少阴、少阳四象，四象变而产生天、地、水、火、风、雷、山、泽的八卦。

3. **爻象**　爻象模拟仿效天下万物运动变化而产生。《周易·系辞上》曰："爻者言乎变者也。"《周易·系辞下》曰："爻也者，效天下动者也。"爻象所反映的就是世间万物的运动变化，如乾卦中第五爻的爻辞"九五，飞龙在天，利见大人"，即九为阳爻，五为爻位，龙高飞于天，利于遇见伟大的人物，象征事物发展的最鼎盛的阶段，表现了一种向上的思维。又如乾卦中第六爻的爻辞"上九，亢龙，有悔"，即上九，以六爻的爻位而言，已位至极点；亢，过分、极点；有悔即后悔，龙高亢穷极，终将有所悔恨，表现了一种物极必反的思维。

(二)《周易》取象比类思维的体现

取象比类思维体现在《周易》的各个方面，可以说"非象则无以见《易》"，"象"是"易"透显义理的特殊方式，"由物而象、以象体道"。正如《周易·系辞》所言"八卦成列，象在其中""圣人设卦观象""立象以尽意"。所以取象比类思维体现在每一卦中，卦爻象就是象，而卦爻辞、"彖""象"辞则是比类言物。如蛊卦，"《象》曰：山下有风，蛊；君子以振民育德"，上卦为艮为山，下卦为巽为风,所以山下有风就是蛊卦的卦象,《左传》云:"女惑男,风落山,谓之蛊,是其义也。"苏东坡言:"器久不用而虫生之,谓之蛊。"女子诱惑男子,大风吹落山木,日积月累则如器久不用而生之虫,据此象征着日久生弊、积弊成乱之象。又如既济卦,"《象》曰:水在火上,既济;君子以思患而豫防之",坎为水,离为火,水火相交,水在火上,水势压倒火势,救火大功告成,以此来象征事情已经成功,处于稳定状态,同时强调要居安思危,忧患防患。

《周易》取象比类的思维在六十四卦的卦序中也有所体现。六十四卦从乾坤卦开始,到未济卦结束,正是取象比类思维的体现。即世间万物的产生源于太极,太极分天地,天地孕育万物,但是万物循环往复,没有终结,因此将未济卦作为六十四卦的末卦。未济卦正体现了新时期开始于旧过程之中,新旧之间没有不可逾越的鸿沟,而是一个循环往复的过程。

(三)《周易》中取象比类思维在中医学中的应用

《周易》取象比类思维几乎体现在中医学的各个方面,是中医学基本的思维方式之一,试举例如下。

1. **阴阳二象**　《周易·系辞上》曰:"一阴一阳之谓道。"而《素问·阴阳应象大论》曰:"阴阳者,天地之道也,万物之纲纪,变化之父母,生杀之本始,神明之府也。"由此可知,《黄帝内经》继承了《周易》的思想,将阴阳之象看作世界的起源。世界上一切事物的运动、变化、发展的根源,也在于对立统一的阴阳之象。而阴阳则是中医学最基本的理论基础,可以说没有阴阳则没有中医学。

2. **五行之象**　《尚书·洪范》曰:"水曰润下,火曰炎上,木曰曲直,金曰从革,土爰稼穑。"由此可知,五行是将自然界中木、火、土、金、水五种物质的特性及其运动变化规律抽象成为事物的五种功能属性,从而使其具有了广泛的哲学含义。即取象于自然界五种物质本来的形态等特性以类比、推演,凡是具有该特性的事物及现象均归属于其中的一行。比如"木曰曲直",实际是指树木的生长状态,都是枝干曲直,向上、向外舒展。故凡具有生长、升发、舒展、能屈、能伸等性质或作用趋势的事物和现象,都归属于木。"火曰炎上",火具有燃烧发热、升腾向上的特性。故凡具有温热、明亮、上升的性质或作用趋势的事物和现象,都归属于火。再比如,以五行配五脏为例,肝气升发而归属于木,心阳温煦而归属于火,脾主运化而归属于土,肺清肃下降而归属于金。通过这样的类比,我们可以从对五行属性的认识推移到对五脏的认识。这种由五行之"物象"到自然界事物或现象的推演、归纳则是取象比类方式的最好体现。

3. **藏象**　"藏象"是中医学重要的生理病理基础,本身"藏象"理论就是在对"象"观察的基础上形成的。古代先哲逐步通过人体表现于外的生理病理"现象"的观察，逐步认识到脏腑的功能及其相互间的联系，这本身就是"象"的思维。如通过对人体呼吸、水液代谢、血液运行等生理现象的观察，以及对咳嗽咳痰、水肿瘀血等病理现象的观察得出了肺"主气司呼吸""主宣降""通调水道""朝百脉"等功能。通过"五脏皆有合，病久而不去者，内舍于其合也……皮痹不已，复感于邪，内舍于肺"（《素问·痹论》）等外"象"的观察，认识到肺与大肠、皮毛、鼻、涕、悲等脏腑组织、情志的关系等，从而逐步形成了中医学的"藏象"理论。

不仅如此，通过"取象比类"的方式推演出五脏系统的五行属性，并用五行的关系进一步阐述脏腑间的关系。如肝主疏泄，主升发向上，所以五行属木，肝又主筋和开窍于目，则胆、筋、目、泪、怒等归属于木；心属于火，则小肠、脉、舌、汗、喜等归属于火；脾属于土，则胃、口、肉、涎、思等归属于土；肺属于金，则大肠、鼻、皮肤、涕、悲等归属于金；肾属于水，则膀胱、耳、骨、二阴、唾、恐等归属于水。同时，五行的相生和相克也可以类比、推演至五脏六腑，进而阐述脏腑之间的联系、功能及人与自然界的关系。

4. 中药之象　取象比类思维被广泛运用于中药命名、四气五味、归经等中药药性理论中。比如以归经为例，如连翘似心而入心经，荔枝核似睾丸而入肾经。又如根据"治上焦如羽，非轻不举""治下焦如权，非重不沉"，温病学家将质地轻清升浮之品归为上焦用药，将重镇滋阴之品列为下焦用药。

"取象比类"的思维还体现在中医学的诊断、治疗、养生等各个方面，中医通过类推脉象、面象、声音之象、形体之象、华彩色泽之象的变化进行疾病诊断，并据此确定治疗和养生的法则。

"取象比类"是中医学重要的思维方法，在形成并丰富中医药学理论、构建中医学理论体系中发挥了巨大作用，在中医学术备受关注。相比而言，西方自然科学研究中更多使用了归纳、演绎的逻辑推理方式，而"象思维"的思维方法，则在中国古代自然和社会科学研究中有更广泛的应用。

【结语】

《周易》一书原本是一部卜筮之书，难免有一些糟粕，但其中的哲学思想为哲学家们所用，其所记载的历史事件或者风俗习惯、地理风貌等则为后世其他相关学者所用，而其对于中医理论体系的形成具有十分重要的意义。所以我们应该取其精华，去其糟粕，尤其占筮部分是应该舍弃的。而其易理部分对于中医学的指导作用也多属于"道"的层面,但中医学毕竟是实践性很强并关乎人们身体健康的实用技术,所以还应加强学习治疗技术及治疗方药等"器"层面的知识,真正做到、做好"道器合一",一味穷究"道"难免影响"术"的学习和进步。

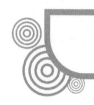

第三章　精气学说与中医思维

【阅读导引】

"气"字在中国人的话语当中几乎是无处不在,如神气、生气、喜气等。最典型的一句话,叫"人活一口气"。中医学认为气是构成人体和维持人体生命活动的物质基础。气的运行不息,推动和调控着人体内的新陈代谢,维系着人体的生命过程。气是活力很强的精微物质,能够激发和促进人体的生长发育以及各个脏腑、经络的生理功能。人体的各种生命活动均可以用气的运动变化来解释。那么,什么是精气? 精气作为人体生命的物质基础存在,运动方式如何? 精气学说对中医辨证思维有哪些影响? 一个人如果精气不足有哪些表现? 怎样快速恢复精气神? 这一章将带给我们一些启示。

第一节　宇宙万物之本原

古代哲学的精气学说是对宇宙本原的认识,主要探讨宇宙现象,它以"一元论"的论点,奠定了中国古代朴素的唯物辩证法思想。

一、精气是构成世界万物的本原

古代哲学的精气学说最早见于《易传》。它认为,精气为宇宙万物的构成本原。"精气为物,游魂为变,是故鬼神之情状,与天地相似,故不违"(《易传·系辞上》)。先秦道家曾把"道"看作是宇宙万物本原的最高哲学范畴,稷下学派在《管子·内业》等篇目中,改造了老庄的哲学体系,认为"道"就是精气,从而明确提出以精气为化生宇宙万物的元素和本原的思想。管子进一步指出"精也者,气之精者也",又说"凡物之精,此则为生,下生五谷,上为列星。流于天地之间,谓之鬼神;藏于胸中,谓之圣人。是故此气,杲乎如登于天,杳乎如入于渊"(《管子·内业》)。而对人类自身的繁衍,男女生殖之精的结合,管子用水地生万物引申为精气生万物,说"人,水也,男女精气合而水流形",又说"水集于玉,而九德出焉。凝塞而为人,而九窍五虑出焉。此乃其精也"(《管子·水地》)。而《吕氏春秋》认为,宇宙万物和人的精神智慧也是由精气集聚而生成,"精气之集也,必有入也。集于羽鸟,与为飞扬,集于走兽,与为流行,集于珠玉,与为精朗,集于树木,与为茂长,集于圣人,与为复明"(《吕氏春秋·尽数》)。既然天地万物都是由气所生成,人自然也不例外。这些内容成为中医精气学说最重要的思想来源。

所以,精气学说认为,精与气在概念上泛指存在于宇宙中运行不息、无形可见的极细微物质,是构成万物的本体,也是构成人的形体和化生精神的本原物质。气是人体生命之维系,人体诸脏腑、形体、官窍由精化生,人体的各种功能由气调控,精与气对人体的生命具有极为重要的作用。

二、"天地合气,万物自生"

精气学说认为,精气是活动力很强、运行不息的精微物质,正因如此,由精气所构成的自然宇宙始终处于不停的运动变化之中,自然界一切事物的纷繁变化,都是精气运动的结果和反映。精气分阴阳,以成天地;天地交感,以生万物。天地万物虽是相对独立的物质实体,然其并不孤立,它们之间紧密联系,彼此作用。无形之精气充斥于天地万物之间,它渗入于有形的物质实体中,并与已成有形物体的精气进行各种形式的物质和能量的感应、交换与转化。精气成为天地万物相互联系、相互作用和相互感应的中介物质。

(一) 精气之"有形"与"无形"

精气作为一种物质的概念,它存在的方式是什么呢? 中医学语境下的精气有"无形"与"有形"两种不同的存在形式。所谓"无形",是指气处于弥散状态,不占有固定空间,不具备稳定形态,充塞于无限的时空,是精气的基本存在形式。张载在《正蒙·太和》云:"太虚无形,气之本体""虚空即气"。所谓"有形",即气的聚合状态,指无形之气以聚合方式形成各种有相对固定特质的物体,并占据相对的空间。凡人之肉眼能清晰可见的各种有形体,都是气的"有形"存在,都是气聚合凝积而成的结果。"太虚无形,气之本体","气合而有形","天地合气,万物自生"。所以说,聚合有形也是气存在的方式。故《素问·六节藏象论》说:"气合而有形,因变以正名。"无形之气凝聚而成有质之形,形散质溃又复归于无形之气。因而,以气为本原的"无形"与"有形",就本质而言,都是气存在的方式,都处于不断转化之中。故明代哲学家王廷相指出"有形亦是气,无形亦是气,道寓其中矣。有形,生气也;无形,元气也"(《慎言·道体》)。因此,精气学说从宏观角度辩证地把握了物质世界的复杂性和多样性。

（二）精气的运动变化

精气是构成天地万物包括人类的共同的原始物质。"气化"和"形气转化"是精气运动变化的过程和体现,气化的形式主要表现为气与形、形与形、气与气的转化,以及有形之体自身的发展变化。精气之所以能够化生宇宙万物,乃在于气本为一,内含阴阳,阴阳二气氤氲交感而生万物。正如《易传·系辞》所言:"天地缊缊,万物化醇,男女构精,万物化生。"《易传·咸·象》云:"天地感而万物化生。"古代中医对此就有明确的论述,如《素问·至真要大论》曰:"天地合气,六节分而万物化生矣。"张介宾《类经附翼·医易义》更是明确指出:"乃知天地之道,以阴阳二气而造化万物;人生之理,以阴阳二气而长养百骸。"由此可见,阴阳二气的交感和合是精气化生天地万物(包括人类)的内在动力。

第二节 中医精气与生命本质

 一、"天地合气,命之曰人"

中医学的生命观,体现了精气学说中"气一元论"的哲学思想,认为宇宙自然界中的一切事物都是由精气所构成,世界万物的生成皆为精气自身运动的结果,所以,精气乃是构成天地万物包括人类在内的共同原始物质。"人以天地之气生,四时之法成……天地合气,命之曰人"(《素问·宝命全形论》)。《难经·八难》说:"气者,身之根本也。"肯定了人和万物一样,都是天地自然之气合乎规律的产物。

从哲学的角度而言,组成人体的各种基本的细微物质都属于气,人的形体充满着气,其生、长、壮、老、已,健康与疾病,皆本于气。人气与天地之气互相关联,均归属于"一气",即泛指组成人体的各种物质,是物质概念的同义词。若分而言之,则又可细分为精、气、津、液、血、脉等,就"精、气、津、液、血、脉"中的"气"而言,中医学又认为一身之气可分化为元气、宗气、营气、卫气和各脏腑经络之气等,不仅人的形体由气而成,人的精神意识、思维活动也是由机体所产生的一种特殊的气的活动,所谓"气者,精神之根蒂也"(《脾胃论》卷下)。当然,人有意识思维活动而不同于万物,"天覆地载,万物悉备,莫贵于人"(《素问·宝命全形论》),人是"天地之镇"(《灵枢·玉版》)。所以,构成人的气是气中更为精粹的部分,故《淮南子·天文训》曰:"烦气(杂乱之气)为虫,精气为人。"

二、人之生死赖乎气

中医学的精气,多指人体内生命力很强、不断运动且无形可见的极细微物质,既是人体的重要组成部分,又是激发和调控人体生命活动的动力源泉以及信息传递的载体。中医学借用精气学说气的本原性、运动性的特点,以说明生命过程的物质性和运动性。中医的精气学认为,万物的本原是精气,人类作为宇宙万物之一,亦由精气所构成,生命过程就是精气的运动过程。刘完素在《素问病机气宜保命集·原道》说:"人受天地之气,以化生性命也。是以形者生之舍也,气者生之元也,神者生之制也。形以气充,气耗形病,神依气立,气纳神存。"生命起始于气之聚合,终止于气之离散,一旦气绝,生机便息。而气不断运动的属性,也使生命表现为物质的运动过程,即气的升、降、出、入运动变化过程。

人类由天地阴阳精气交感化合而生,其不仅有生命,还有精神活动。"人之生,气之聚也"。聚则为生,散则为死。新生命的产生,乃是由于精气凝聚而成,同时,精气亦维持着生命活动的全过程,故精气一旦离散,则生命活动亦随之终止,人之生命始于精气之聚合,而终于精气之散失。所以,人的生命过程亦是气的聚散过程。诚如《医权初编》所说:"人之生死,全赖乎气。气聚则生,气壮则康,气衰则弱,气散则死。"

第三节 中医精气之辩证思维

一、精气学说与中医学整体观念的构建

中医精气学说认为,精气是自然、社会、人类及其精神获得统一的物质基

础,作为宇宙万物的构成本原,应与自然万物有着共同的化生之源。而运行于宇宙中的精气,充塞于各个有形事物之间,具有传递信息的中介作用,使万物之间产生感应。这样的认知理念促使中医学形成了同源性思维和相互联系的观点,构建了表达人体自身完整性及人与自然、社会环境统一性的整体观念。所以,中医学认为,人与自然、社会环境之间时刻进行着各种物质与信息的交流。通过肺、鼻及皮肤,体内外之气进行着交换,通过感官感受与传递着自然与社会环境的各种变化,这对人体的生理、病理则产生一定影响。人体各脏腑组织之间,以及人体与外界环境之间,若能维持相对的动态平衡,即可使各种生理活动正常进行而保证人体处于健康状态;反之,剧烈的气候变化与社会动荡,则引致病邪的产生,侵犯人体而致疾病发生。所以,就整体而言,所谓治病,就是协调人体内环境及其与外界环境之间的关系,以求得新的平衡。

二、"百病生于气"与"以平为期"

人体疾病的发生,乃是由于邪气侵犯人体,与正气相搏,导致人体气的失调,脏腑功能紊乱而发病。其最终本质就是气的失常,或为气的功能减弱而气虚,或为气的运行失常而气机失调。所以,中医学在临床诊断上,就特别强调通过四诊方法以判别气的失调状态以及所在病位,以明阴阳气之盛衰,六经气之消长,脏腑气之虚实,天人气之相应与否等。如张介宾《景岳全书》说:"凡病之为虚为实,为寒为热,至其变态,莫可名状。欲求其本,则止一气字足以尽之。盖气有不调之处,即病本所在之处也。"

中医用虚实来反映病变过程中人体正气的强弱与致病邪气的盛衰状况。正如《素问·通评虚实论》所说"邪气盛则实,精气夺则虚"(此处精气即指正气)。可见,正气的不足是虚,邪气的有余(正气不虚或虚衰不甚)是实。因此,气的有余、不足与虚实病证有着密切的关系,它是判断虚实的依据。虚实的概念是由以正气不足还是邪气亢盛为矛盾的主要方面来界定,而气的有余、不足是可以通过临床表现出来。

《素问·至真要大论》说:"谨守病机,各司其属,有者求之,无者求之,盛者责之,虚者责之,必先五胜,疏其血气,令其条达,而致和平。"由于中医学的治疗目的主要是通过多途径、多环节的间接动员调节,以期实现"正气存内,邪不可干"与"阴阳自和"的内外和谐的生态平衡及共存共在,而不同于西医学的消除病因、清除病灶,发展直接对抗和补充替代疗法,以期征服疾病和消灭疾病为目的。因此,"以平为期"的治疗目标,要求与具体的病体、病况紧密联系,并处于不同层次的动态过程之中。切忌过高地要求,否则会加大失调的程度。应该根据个体的差异、病情轻重的不同,以确定"平"的水平层次,并根据疾病的治疗情况,逐步提高水平。

三、聚精在于养气,养气在于存神

大数据信息化时代下,高科技的发展极大地影响和改变着人们的工作、生活和思维方式。同时,在高速度、快节奏的社会里,不少青年人受工作的压力,常常习惯性地加班熬夜、饮食不节、过度劳作,又缺乏必要的运动,个别人还沉迷网络游戏、心理失衡等。常见的精气神不足现象有:神经衰弱、记忆力下降、睡眠气血不足、对一切缺乏兴趣等,具体情况因人而异,轻重不一,甚至有更严重的症状。故中医学认为,精足则气充,气充则神旺。反之,气弱则神伤,精神容易不济,情绪也大受影响。古人讲:"天有三宝日月星,地有三宝水火风,人有三宝精气神。"精、气、神就是维持人生命的三件基本的元素。古人特别注重精气神,如果一个人身体很棒就是精气神很足,如果这个人萎靡不振,可能就是精气神不足。从本质上说,中国人的养生都可以归结到这三个字上。精气神这三字有着密切的关系,精就是维持生命的一个基本的元素,气就是维持生命的一种物质能量,神就是生命的主宰和生命活力的一种体现,这三者是互相影响、互相滋生的。这一点应该说是中国养生的一大特点,也就是精气神合一,或者叫形神合一。因此,调养好自己的精气神十分重要。

(一)寡欲以养精

广义的精是指支撑着人体生命的一种物质。狭义的精是指维持人的最基本的活力的基本元素。就是中医讲的五脏里面肾脏所藏的这个精。人生之初,精就开始旺盛,知命之时肾气开始衰退,五脏之气也就顺时而衰。其最大表现就是肾精的衰少,所以养生最基本的就是要养这个肾精。

中医学认为,"欲多则损精"。纵欲不但丢失过多的精液,同时也损及五脏之精。"肝精不固,目眩无光;肺精不交,肌肉消瘦;肾精不固,神气减少;脾精不坚,齿浮发落。若耗散真精不已,疾病随生,死亡随至"。历代医家都主张,养生之道要以保养精气为首务。《类经·摄生》指出:"欲不可纵,纵则精竭。精不可竭,竭则真散。盖精能生气,气能生神,故善养生者,必宝其精,精盈则气盛,气盛则神全,神全则身健,身健则病少。神气坚强,老而益壮,皆本乎精也"。若纵欲,男则遗精、早泄、阳痿、生殖无力,甚至腰膝酸软、头晕耳鸣、心悸健忘、失眠多梦、精神不振;女则肾虚精亏、冲任不固、气血逆乱、崩漏下血、白带绵绵而下、不孕或流产、早产,甚至经血亏枯、经闭,面黄消瘦而成劳损之证。不仅如此,纵欲还可导致机体内分泌紊乱,影响消化系统、血液循环系统等。古人把房事过度称作"伐性之斧",意指能砍伤人体,可造成年少早亡或未老先衰。因此,清心寡欲是养生之道的一个重要方面。而养精重在养肾,因肾是藏精的脏器,先天的根本,《灵枢·本神》说"生之来谓之精,两精相搏谓之神"。精不足常有精神呆钝,动作缓慢,发落齿松,耳鸣耳聋,腰膝酸软,性欲早退,舌光脉细等症。因此,节欲保精,就是不要太放纵人的性欲。肾精衰落了以后,人的骨头也就开始衰退了。节制情欲这一点对保养肾精特别重要。所以,中医建议在运动方面要多做一些锻炼、推拿、按摩。而从保肾精这个角度来说,主要是在下丹田和命门这两个位置推拿、按摩。此外,在饮食方面也要适当注意多吃一些补肾生精的食物,比如一些黑色的食物,如黑芝麻、黑豆、黑米、莲子和地黄等。

(二) 寡言以养气

常言道,人活一口气,一个人高兴的时候多体现为喜气洋洋,而发怒了则可能怒气冲天。这个人如果很健康就叫神气十足,发病时候又显得萎靡不振。中医学认为,气是属于生命的一种能量,也是构成人体最基本的一种物质、功能。它起到一个中间的作用,就是说练了精可以化成气,练了气可以集成精、化为神。中医的精气学认为气有五大作用:一是促进人的血液、精液正常循环的推动作用;二是保持人体体温恒温,防止人体冰凉的温煦作用;三是抵御外在邪气的作用,就是人体内如果正气存内,邪气就无法来干扰;四是濡养作用,也就是营养的作用;五是精可以变成气,气可以变成神的气化作用。此外,血与气之间也是互相作用的,气为血之帅,血为气之母。故我们常说年轻人血气方刚。所以,这个气就是一个桥梁,一个中介。而且,它具有动而不息的特征,维持和推动着人体的生命活动。同时,精气学讲的气主要有六类。第一种主要是藏于肾的元气,即我们常说的先天之气或真气,它是一种生命的原动力。第二种是中气,它是由后天之气相合而成,主要聚居在两乳之间。第三种主要是流动在血脉当中的营气,它起到一种营养的作用。第四种气叫作卫气,流行在血管以外的,它起到抵御外邪、保卫人的肌体的作用。第五种是我们常讲的脏腑之气,如心气、肺气、脾气、肝气、肾气。最后一种是经络之气。

如何来蓄精养气常常是我们十分关注的问题。中医的精气学认为,养气的基本要求是少废话。因为人体内的组织细胞要通过新陈代谢不断获得氧气和排除二氧化碳，而肺泡是进行气体交换的主要场所，通过血液把从肺泡交换来的氧气，源源不断地送到机体的各个组织细胞中。一个人若是经常喋喋不休地大声叫喊，就必然要消耗肺气，影响呼吸器官的正常功能，致使体内元气不足，外邪乘虚而入而百病丛生。当下，也有一些年轻人追求刺激，群聚一起搞恶作剧以取乐，狂呼乱叫，嬉笑不已，这样只会损精耗气，使人精神飞驰，血气流荡，变生他疾。故养气重在养脾胃。脾胃是后天的根本，气血生化的泉源。《灵枢·平人绝谷》说："故神者，水谷之精气也。"足见养脾胃就是养气，养气就是养神。气不足常有面色㿠白，少气懒言，肢体倦怠，腹胀食少，大便稀薄，舌淡脉虚等症。此外，道家常讲"百日筑基"，也就是一百天保持身心清净的话，元气就会逐渐恢复。此外，慢呼吸也是养气的一个好方法。呼吸一旦放慢，人的节奏也就慢了，人衰老的历程也就减缓了，所以慢呼吸非常重要。我们都知道乌龟长寿，其中有一点就是它呼吸非常慢。

（三）寡思以养神

中医学认为，神是人的活力的表现，也是人生命的一种主宰。它主要是藏在心，叫心藏神，所以有一个词叫心神。我们常常说一个人"心神不定"或者"心神安宁"就与此相关。养神就是要调心，要调好自己的心态。所以。中医学讲寡思，即让人不要胡思乱想，以免用脑过度影响大脑皮层的生理活动。"善摄生者，不劳神，不苦形。神形既安，祸患何由而至也？"这种思想不无道理。思虑过度则使人气机郁结不行，引起种种疾病。《黄帝内经》有"思伤脾""思则气结""思则神殆"之论述，常见心情不快、头目眩晕、不思饮食、脘腹胀闷，甚则出现面色萎黄、倦怠乏力、心悸气短等病症。女子因思虑过度、损伤心脾而致月经不调，甚至经闭等病证。久之则百病丛生，诸如神经衰弱、胃肠神经功能紊乱、高血压病、冠心病，甚至癌症等便接踵而至。

中医学是如何炼神的呢？精气学主要有五心调神法。一是心态平和。孟子说养心"莫善于寡欲"，就是欲望要少。我们一旦把心态放闲，就处事不惊，就能达到心态平和，即自闲而少欲，心安而不惧。反之，如果欲望太多，心态就难以理性平和。二是心情快乐。一般情况下，人在穷途末路、特别是事业遇挫或官场失意的人生低潮时是很难高兴起来的，这就需要我们不断地进行自我心理调适，拿得起，也放得下，养成不以物喜、不以己悲的心境。努力学会在各种环境下都能够生存发展，都能够坦然面对、笑对人生。现代有一种办法，叫作发现快乐，而发现快乐就在于转念之间，反向思维。三是心地善良。孔子说:"仁者寿,智者乐。"就是要有爱心,有一颗善良的心。孟子把这个"心"归结为四点,即恻隐之心、慈爱之心、是非之心和羞恶之心。四是心胸开阔。要有一个宽容、豁达、开朗之心,做到这一点很有助于健康。"凡人不能无思",但要有个限度,不要在微不足道的小事上苦想冥思,更不要为身外之物煞费心思。这样才可以把思想负担尽量减轻,有利于达到"全神息虑",以防"神虑精散"。故养神重在养心脑。而养心脑实际上就是养心肾,养心肾就是养神。神不足常有精神不振,头晕健忘,声低懒言,动作迟缓,怠惰乏力,舌淡脉弱等病症。因此,人生在世,不要为一些事情太计较。常言道,退一步海阔天空,让三分风平浪静。五是心里要纯净,也就是《黄帝内经》里所说的"恬惔虚无",达到虚无境界就是纯净。道家叫无,佛家讲空,也就是要求我们要在终极上去认识自我,甚至超越自我。若心灵达到纯净的地步,就可心神安宁。

【结语】

从中国古代哲学的视角看,精气是构成宇宙的本原,构成天地万物包括人类的共同原始物质。精气学说是研究和探讨物质世界包括人类生成本原、相互关系及发展变化的古代哲学理论,是中医学认识事物生成、变化的本原论和中介说。精气分阴阳,以成天地,天地交感,以生万物。由天地、阴阳、精气交感化合而成的人类,不仅有生命,还有精神活动。而人的生命过程即是气的聚散过程。因此,掌握气与时空关系变化规律对我们的疾病预防、养生益寿甚至临床治疗有重要的现实意义。

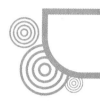

第四章　阴阳学说与中医思维

【阅读导引】

　　阴阳学说与五行学说都属于中国古代哲学的范畴,是古人用以阐释自然界一切事物和现象发生、发展和变化的一种宇宙观和方法论。

　　成书于秦汉的《黄帝内经》运用阴阳五行理论,构建了中医学的理论体系,所以阴阳学说与五行学说是中医药学重要而独特的思维方法,它贯穿于中医对人体的生命活动和病理变化机理的阐释,并用于指导疾病的诊断、治疗及养生。

　　如何正确理解阴阳的概念? 阴阳学说如何阐释宇宙万物产生和变化之理? 应用于中医学又是如何指导中医来认识人体的生命? 如何来解释疾病的发生机理并指导疾病的治疗? 这一章将带我们来逐一了解这些内容。

第一节　阴阳天地之道

一、阴阳变化为"神明之府"

　　《素问·阴阳应象大论》对阴阳的概念及意义有一段非常经典的论述:"阴阳者,天地之道也,万物之纲纪,变化之父母,生杀之本始,神明之府也。"那么,此处的"神明"所指是什么呢?

　　(一)"神明"概念的由来

　　"神"在中国人的思维中一开始是有唯心的成分在里面的,与西方人的上帝、神相似,比如我们有很多神话传说、神仙的故事。这些传说、故事寄托了中国人民很多美好的愿望,是我们常人常力不可及的,神明之力是一种超人类、超自然的力量。当中国哲学由唯心向唯物进步时,阴阳学说是当时最盛行的朴素唯物论思想,当时的先哲们提出了这样一个"承上启下"的"神明"概念,认为自然界万事万物的发展不是某个(些)"神"所决定的,而是其自身的运动规律决定的。那么控制事物发生、发展、消亡的内在机制就是"神(明)"的哲学内涵,无论是植物的生长化收藏,还是动物的生长壮老已,都是其内部的、自身的规律所决定的,这就是"神明"。当哲学之理应用于人的生命之时,主宰人的生命之神在"心",是以中医学的神有广义、狭义的不同。《淮南子·泰族训》有言:"其生物也,莫见其所长养而物长;其杀物也,莫见其所伤而物亡,此所谓神明。"《荀子·天论》也云:"万物各得其和以生,各得其养以成,不见其事而见其功,夫是之谓神。"《周易·系辞上》总结:"阴阳不测谓之神。"

既然事物的发生、发展、变化之理是由其内在"神"所主宰的,那么"神"的变化之理是什么呢? 这就是"阴阳变化"之道。阴阳学说认为阴阳二气的对立统一运动是自然界万事万物运动变化的动力,是解释事物运动变化规律的根本理论。那么,何谓"阴阳"呢?

(二)"阴阳"概念的正确理解

阴阳的概念具有自发和朴素的特性,它源于中国古人的自然观。古人认为,朝向日光者为阳,背向日光者为阴。这是在生活、生产实践中,通过观察阳光照射后的不同变化而产生的最初始含义,如《说文解字》有"阴,暗也;水之南,山之北也""阳,高明也"的解释。至今我国还有很多地名有阴阳最初始的含义,如"山阴"(位于恒山余支翠微山的阴坡)、"华阴"(位于华山之北)、"岳阳"(位于幕阜山古称天岳山之南)、"衡阳"(位于衡山之南)。

而从原始的以阳光照射的向背之义,到阴阳连属解释自然和社会现象,这种思维发展过程是逐渐形成的。春秋战国时期,诸子蜂起,百家争鸣,阴阳也成为争鸣的一个焦点。《老子·四十二章》首先提出"万物负阴而抱阳,冲气以为和",认为宇宙万事万物均是由相对立的阴阳二气相互作用、相互运动而发生,事物发生发展的和谐状态取决于阴阳二气的感应。《庄子·知北游》也有"阴阳四时运行,各得其序"之说。阴阳已由日常的自然观念上升为理性的、哲学的抽象概念。至《易传》以阴阳来说明卦象、爻象及事物的根本性质,并且概括为"一阴一阳之谓道"。《易传》以阴阳对立和变易之理阐述自然万物的变化规律,至此阴阳成为一个抽象性和综合性的概念,而不是特指某一个现象或事物,阴阳是对自然界相互关联的事物或现象对立双方属性的概括。其内涵可主要概括为以下几点。

1. **阴阳是一个抽象的概念**　阴阳的概念是从具体事物中撇开个别的、非本质的属性,抽象出共同的、本质的属性,而形成的具有一般意义的概念,它不再专指某一具体事物,即阴阳"有名而无形"。

2. **阴阳只标示"相对立"的两种事物,或一事物内部的两种属性**　一般而言,凡是静止的、内守的、下降的、寒冷的、有形的、晦暗的、抑制的都属于阴;凡是运动的、外向的、上升的、温热的、无形的、明亮的、兴奋的都属于阳。

3. **阴阳概念具有关联的特性**　这主要是指在同一范畴、同一层面的事物或现象才能用阴阳来进行标识、解释和分析,不同范畴、不同层面的事物或现象即使其性质具有对立相反的特性也不能用阴阳来标识、解释和分析。

阴阳之理由《黄帝内经》引入医学,认为是阐释生理病理及治疗的根本所在,"阴阳者,天地之道也,万物之纲纪,变化之父母,生杀之本始,神明之府也。治病必求于本"。

二、"阴阳者,天地之道也"

从阴阳成为一个抽象性和综合性的概念开始,就被广泛地用以认识宇宙万物的发展与联系,试图用它揭示宇宙万物形成之理。

(一)阴阳是天地形成之大道

大家应该对神话"盘古开天地"比较熟悉,故事虽然是个神话,但却在一定程度上反映了我国古代先哲的一种朴素的天体演化思想,混沌不分的宇宙首先是演变出了天和地,继之是风云雷电。而风云雷电的产生,为植物的生长化收藏、动物的生长壮老已提供了必要的环境。阴阳学说在阐发宇宙万物形成之理时,借助了阴阳的特性,释以天地的产生,"清阳为天,浊阴为地。地气上为云,天气下为雨;雨出地气,云出天气"(《素问·阴阳应象大论》)。

(二)阴阳属性的普遍性

阴阳之理对天地万物都具有普遍的指导意义,从抽象的方位之上下、左右、内外,到具体事物的水火、药物的四性五味等,都可以体现出阴阳的特点。"天地者,万物之上下也;阴阳者,血气之男女也;左右者,阴阳之道路也;水火者,阴阳之征兆也;阴阳者,万物之能始也"(《素问·阴阳应象大论》)。天地是万物存在的基本环境,而天地的形成是阴阳二气的上升和沉降所成,故而天地万物都可以阴阳之理来说明。"阴阳者,血气之男女也",男子以气为本,女子以血为用,故男子为阳,女子为阴。"左右者,阴阳之道路也",古人认为天体是自东向西旋转,而人观测天体运转时是面南朝北,故左东右西。而太阳是从东方升起、西方沉落，也就有了"左升右降"之说。此处"左右"二字代表的是"升降"之意，也可以阴阳之理来标明。所以在中医藏象理论中的"肝左肺右"之说，说的并不是肝与肺的解剖位置的左右，而是指的肝气主升，肺气主降。"水火者，阴阳之征兆也"，阴阳毕竟是一个抽象性和综合性的概念，在理解上有诸多不易，但我们生活中有很多现象却是容易把握的，比如"水火"，水的寒凉、沉静、向下，火的温暖、躁动、炎上，是一目了然的现象。所以古人常以"水火"之象或"水火"的一些特征来解释阴阳之理，比如中医的心肾关系、命门之火与命门之水的关系等。

总之，天地、上下、左右、男女、气血等万事万物都可以阴阳之理来标识，阴阳的存在具有其一定的广泛性和普遍性。

三、阴阳属性的相对性

正确认识阴阳的特性既要明确其对立统一的普遍性特征，还应了解其相对性的一面，所谓相对，就是有条件的，具体来说，阴阳的相对性表现在以下三个方面。

第一，阴阳属性的确立是依对立面的变化而变化。

阴阳是事物对立属性的抽象概括，它并不特指某一事物或现象，用阴阳确立事物的阴阳属性时，会根据所分析的事物具体内涵而变。如上为阳、下为阴，二层与一层相比较，则二层为阳，一层为阴；但如果二层与三层比，则二层为阴，三层为阳了。也就是同样是二层，因为其比较的对象发生了改变，其阴阳的属性也会随之而变。

第二，阴阳的属性在一定条件下可以向其相反方面转化。

阴和阳在一定条件下可以完全向反方向转化。如阴可以转化为阳，阳也可以转化为阴。如一年的气候变化规律，春夏温暖为阳，秋冬寒冷为阴。大家都知道一年有两个寒极与热极的节气，即"冬至"和"夏至"，《素问·脉要精微论》有云："冬至四十五日，阳气微上，阴气微下；夏至四十五日，阴气微上，阳气微下。"也就是说，在"冬至"和"夏至"这两个寒极和热极的时候，自然界阴阳之气的变化会发生向相反方向的转化。所以，"冬至"之后会出现天气的转暖，而"夏至"之后会出现天气的转凉。这就是"寒极生热，热极生寒""重阴必阳，重阳必阴"之意。当然阴阳属性的转化是有条件的，也就是"极"。

第三，阴阳之中复有阴阳。

《素问·阴阳离合论》云:"阴阳者,数之可十,推之可百,数之可千,推之可万,万之大,不可胜数。"也就是说,事物的阴阳对立属性虽然有严格的限定,但其阴或阳的一方还可再分阴阳。如人体脏腑组织结构的阴阳属性划分,"夫言人之阴阳,则外为阳,内为阴。言人身之阴阳,则背为阳,腹为阴。言人身之脏腑中阴阳,则脏者为阴,腑者为阳。肝心脾肺肾五脏皆为阴,胆胃大肠小肠膀胱三焦六腑皆为阳……故背为阳,阳中之阳,心也;背为阳,阳中之阴,肺也;腹为阴,阴中之阴,肾也;腹为阴,阴中之阳,肝也;腹为阴,阴中之至阴,脾也"(《素问·金匮真言论》)。

第二节　阴阳交感互动

一、何谓"阴阳交感"？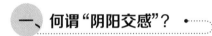

我们在生活中,经常会提到一个词"水火不容",也就是说性质相反的两个事物是根本不能相容、不能在一起的,水往低处流,而火性是炎上的,二者本不相干。但学过中医理论的,都知道在藏象理论中有个名词称为"水火既济"。我们又该如何理解水火的这种关系呢? 这实际上是阴阳运动规律中的一个重要关系,称为"阴阳交感"。

(一) 阴阳交感的含义

任何事物或现象,都包含着阴和阳相互对应的两个方面,而阴阳双方的相互作用,是自然万物得以发生发展和运动变化的前提条件。所谓阴阳交感,交,交接也,相合也;感,感应也。阴阳交感是指阴阳二气在运动过程中,因为彼此的相互感应而发生的交合,即相互感知而后的相互作用。

《素问·阴阳应象大论》指出:"故清阳为天,浊阴为地。地气上为云,天气下为雨。"自然界阴阳二气,清阳上升,聚而为天;浊阴下降,凝而成地。但天地之气在其运动中,地气上升为云,天气下降为雨,实际上即为天地之气的一种相互感应和交错运动。而且《易经》认为"天地交,泰"(《周易·泰·大象》),"天地不交,否"(《周易·否·大象》),也就是古代思想家认为阴阳的交感是事物发展过程中好的一种关系。

(二) 阴阳交感的意义

《素问·天元纪大论》说:"在天为气,在地成形,形气相感而化生万物矣。"

指出阴阳交感是宇宙万物赖以生成和变化的根源,天之阳气下降,地之阴气上升,阴阳二气相互交感,形成了云、雾、雷电、雨、露,生命得以诞生。而在人类,由于男女两性的交感,两精相合,使生命代代相传。正如《周易·系辞下》所言:"天地细缊,万物化醇,男女构精,万物化生。"也就是说,没有阴阳的交感运动,就没有自然界的一切生命。

所以《易经》在论述卦象时以"天地交"为"泰"卦(《周易·泰·大象》);"天地不交"为"否"卦(《周易·否·大象》)。泰,是安康、顺畅之意,代表事物的发展正常、生机勃勃;否,是痞塞、不通畅之意,代表事物的发展失常、了无生机。

在中医藏象理论中肾属水,位于下而为阴;心属火,位于上而为阳。在生理状态下,心火下降于肾,以助肾阳,使肾水不寒;而肾水上济于心,以滋心阴,使心阳不亢。这种心火下降、肾水上济的关系就称为"心肾相交",也称"水火既济"。心肾水火(阴阳)的上济下降交感状态是心肾维持正常功能的必要条件,而心肾不交、水火不济则会导致一系列的病理变化。

(三)阴阳交感发生的条件

阴阳交感是在阴阳二气的运动过程中发生的,而阴阳二气在运动中之所以会因为感应而交合是有条件的。《老子·四十二章》中提道:"万物负阴而抱阳,冲气以为和。"指出阴阳交感是以阴阳和谐为基础的,当阴阳二者处于一种协调状态时,阴阳交感才能发生,正如前文所言"天地细缊,万物化醇"。所以,阴阳交感是阴阳在运动过程中的一种最佳状态。

二、如何理解阴阳的"互根互用"

(一)阴阳互根互用的基本含义

阴阳互根是指相互对立的阴阳双方,任何一方都不能脱离相对立的一方而单独存在,任何一方都是以对立的一方存在为自己存在的前提条件,如上下、昼夜、寒热的关系。上为阳,下为阴,没有上就无所谓下,没有下也就无所谓上;没有昼,就无所谓夜,没有夜,也无所谓昼;没有寒,就无所谓热,没有热,也无所谓寒等。

阴阳互用是指阴阳不仅互为存在条件,更重要的是阴阳必须相互资生、相互助长、相须为用。正如《医贯·阴阳论》所言:"阳根于阴,阴根于阳;无阳则阴无以生,无阴则阳无以化。"

（二）阴阳互根互用的意义

阴阳的互根互用关系，一方面揭示了阴阳的不可分离性，另一方面阴阳的互根互用又是事物得以发展变化的内在条件，没有阴阳双方的依存、资助，阴阳二气的斗争运动就不可能维系和发展下去。

就人体生命活动而言，阴阳的互根互用可体现在相对立物质之间的互根互用，如气和血，气为血之帅、血为气之母的相互依存、相互为用；相对立功能之间的互根互用，如兴奋和抑制之间的相互依存、相互为用，没有充分的兴奋就不会有抑制，而没有很好的抑制也不能有很好的兴奋（如夜间的睡眠与白昼的精神）；物质与功能之间的互根互用，如世界上没有不运动的物质，物质的运动产生了功能，二者之间也是相互依存、相互为用的。如《素问·阴阳应象大论》所言"阴在内，阳之守也；阳在外，阴之使也"，内在的阴精物质是外在的功能活动的基础和保证，而外在的功能活动也是内在物质基础的一种具体体现。

更有明代医家张景岳根据阴阳互根互用理论，提出著名的调理阴阳"阴中求阳""阳中求阴"治法，"善补阳者，必于阴中求阳，则阳得阴助而生化无穷；善补阴者，必于阳中求阴，则阴得阳升而泉源不竭"（《景岳全书·新方八阵》）。基于人体阴精阳气的互根互用、相互化生关系，临床对阳虚病证的治疗，在温阳的基础上，加少量的补阴药；对阴虚病证的治疗，在补阴的基础上，加少量的温阳药。

三、从寒暑交替来理解阴阳消长制约之理

我们经常会用"寒暑交替"来说明时光的流逝变化，而事物的发展和变化之理则是通过阴阳二气的不断运动实现的。阴阳二气一方面通过阴阳的消长运动促进事物不断发展变化，另一方面又通过阴阳的相互制约作用，维持事物之间和事物内部的协调平衡状态。在自然界就是维持"春温、夏热、秋凉、冬寒"有规律的四季更替，在人体则是维持生命生长壮老已过程中正常的生命活动规律。

（一）阴阳制约与阴阳消长

阴阳的制约是指对立的阴阳双方并不是平平静静地相互对峙，而是处在不断地相互斗争、相互制约中。

阴阳消长是阴阳的运动形式，表现为运动过程中的进退、增减、盛衰等变化，属于量变的范畴。一般有阴阳的互为消长、同消同长两种方式。具体表现

为阴消阳长、阳消阴长，阴长阳消、阳长阴消；阴长阳亦长、阳长阴亦长，阴消阳亦消、阳消阴亦消。

需要注意的一点是，在阴阳消长过程中有发生的先后顺序不同，如"阴消阳长"是由于"阴消"而使受制约的、属阳的一方增长，但"阳长阴消"则是由于"阳长"使受制约的、属阴的一方消减。从发生的原因来讲，二者有本质的不同。由此可见，"阴消阳长、阳消阴长"是由于阴阳某一方的消减而使受制约的另一方出现增长，"阴长阳消、阳长阴消"则是由于阴阳某一方的增长而使受制约的另一方出现消减。

而"阴长阳亦长、阳长阴亦长"是为阴阳互根互用得当的结果，"阴消阳亦消、阳消阴亦消"是阴阳互根互用不及所致。

（二）阴阳的消长制约在四季寒暑交替中的体现

一年四季"春温、夏热、秋凉、冬寒"，寒暑更替，年复一年。气候的这种变化，古人以阴阳变化之理来解释，春夏气候温热是阳气盛的缘故，秋冬气候寒凉是阴气盛的缘故。而由春至夏的过程中，之所以气候由温暖逐渐变炎热，是因为阳气上升（阳长）为主，制约了寒凉之气（阴消），是一个阳长阴消的过程；由秋至冬气候由凉爽逐渐变寒冷，是因为阴气上升（阴长）为主，抑制了温热之气（阳消），是一个阴长阳消的过程。这两个过程总体上是由于自然界阴阳之气相互制约而导致阴阳此长彼消的结果。

但是，从冬至开始，会慢慢感觉到寒冷的程度逐渐减轻，一直到立春，呈现出阴气逐渐下降（阴消）、阳气逐渐上升（阳长）的过程。从夏至开始，会慢慢感觉到炎热的程度逐渐减弱，一直到立秋，呈现出阳气逐渐下降（阳消）、阴气逐渐上升（阴长）的过程。这两个转化过程又是由于自然界阴阳之气相互制约而导致阴阳此消彼长的结果。

也就是说，由于阴阳的相互制约、消长运动推动了四季的寒暑更替过程。阴阳的不间断消长运动促进一年又一年的寒暑变化，另一方面又通过阴阳二气的相互制约，维持四季的"春温、夏热、秋凉、冬寒"规律。这就是阴阳本身所具有的一种自我调节机制，通过自我调节，从而达到一种总体上的平衡。平衡即规律，每年四季都呈现出春温、夏热、秋冷、冬寒的特征。如果在阴阳消长过程中，由于某种原因，使阴阳制约的关系失调，阴阳消长就会超出正常的范围，或长之太过，或消之太过，就会出现阴阳相对平衡的失调，导致阴阳的偏胜、偏衰，在自然界就会出现天气的异常变化甚至发生自然灾害，而在人体就会发生疾病。

阴阳的互根互用是事物得以发展变化的内在根据,阴阳交感是阴阳二者处于和谐状态时所发生的最佳变化,阴阳转化则需要一定的条件。而阴阳对立制约、消长运动是阴阳二气在运动中的普遍规律,阴阳在消长过程中,通过相互的制约,使任何一方都不至于太过或不及,从而取得统一,即取得动态平衡,称为阴阳消长平衡。

四、从"寒极生热""热极生寒"理解阴阳的转化

如果说阴阳的消长运动是量变,那么阴阳转化则是质变。

(一) 何谓阴阳的相互转化?

阴阳转化是指对立的阴阳双方,在一定条件下,可各向其相反的方向转化,即阴可以转向阳,阳也可以转向阴。

阴阳转化有渐变和突变两种形式。

阴阳的渐变,是指阴阳的转化是逐渐实现的,由阴转化为阳或由阳转化为阴,有一定的时间过程。比如生活中四季的气候变化,无论是由春夏的温热至秋冬的寒凉,还是由秋冬的寒凉至春夏的温热,都是逐渐变化的过程。

阴阳的突变,是指阴阳的转化是突然出现的,在阴阳运动变化过程中,突然由阴变为阳,或由阳变为阴,其转变的时间非常迅速。如在温热病过程中,原本患者高热、口渴、面赤、烦躁、脉数甚至神昏(此时属阳热亢盛,为阳证),可突然会出现面色苍白、四肢厥冷、血压下降、脉微欲绝的危重证候(此属阳气的暴脱危证,为阴证)。

(二) 发生阴阳转化的根据和条件

如果说阴阳消长是阴阳运动中的一种量变过程,而阴阳转化则是阴阳运动中的一个质变过程。从量变到质变,是需要具备一定的条件。正如《素问·阴阳应象大论》中所说的"重阴必阳,重阳必阴""寒极生热,热极生寒",这里的"重"和"极"就是发生阴阳转化的条件,没有条件是不可能转化的。阴阳的转化在自然界中是普遍存在的现象。如四季气候变迁,春温发展到夏热之极点,夏至始就是向寒凉转化的起点;秋凉发展到冬寒之极点,冬至始就是向温热转化的起点。还有昼夜的更替,云雨的转化,都有其转化的条件。所谓"物极必反",事物发展变化到极点,就会向相反的方向转变。

而阴阳转化的内在根据是阴阳互根,阴阳本是指相关事物的对立双方,或一个事物内部的对立双方,二者互根互用,共处于一个统一体中。也就是说,

阴阳对立的双方之所以能够转化,是因为对立着的双方倚伏着向其对立面转化的因素。

第三节 中医阴阳之辩证思维

一、生之本,本于阴阳

阴阳作为哲学中的一个属性概念,其内涵是非常宽泛的,而自《黄帝内经》始,生命的一切就都可以阴阳来诠释。

(一)组织结构的阴阳属性划分

《素问·宝命全形论》有言:"人生有形,不离阴阳。"

人体的外部为阳、内部为阴,所以,五脏、六腑居内而属阴,筋、脉、肉、皮、骨五体在外而属阳。人体的上部为阳,下部为阴;腰背部为阳,胸腹部为阴;肢体的外侧为阳,内侧为阴;头部为阳,足部为阴;上肢为阳,下肢为阴等。

(二)生命物质的阴阳属性划分

精、气、血、津液,是构成人体和维持人体生命活动的基本物质,按其有形和无形及各自的生理特性来划分,无形之气属阳,有形之精、血、津液属阴。所以有"阳气"与"阴血""阴精""阴液"等的称谓。气为阳,有温煦、推动等生理作用;血、津、液、精为阴,有滋养、濡润等作用。

(三)脏腑经络的阴阳属性划分

以五脏六腑分阴阳,则肝、心、脾、肺、肾五脏,主贮藏阴精,故属阴;胆、胃、大肠、小肠、膀胱、三焦六腑,主消化饮食,传泄糟粕,故属阳。以五脏在体内所居的部位分,心、肺居膈上胸腔阳位,故属阳;肝、肾、脾居膈下腹腔阴位,故属阴。每个脏腑之内又可分阴阳,如心阴、心阳,肾阴、肾阳,胃阴、胃阳等。

经络分阴阳。由于脏属阴,腑属阳,所以隶属于五脏的经脉,循行于肢体的内侧,属阴经;隶属于腑的经脉,循行于肢体的外侧,属阳经。

(四)生命现象以阴阳之理来阐释

一切的生命活动都是物质的代谢,也就是气化的过程,具体而言是精、气、血、津液的相互转化及代谢。简而言之,则为阴阳的变化之道,《素问·阴阳应象大论》言"阳化气,阴成形",有形的物质气化为无形的物质的过程是"阳"的特性,而无形的物质凝聚合成为有形的物质的过程则为"阴"的特性。所以临床阳虚的病证多有气虚之象,而阴虚的病证多有精、血、津液的亏耗。

总之,人体就是多层次、多方面的阴阳对立统一体,生命的一切活动都是阴阳变化之道。

二、"日出而作"与"日落而息"

大家在生活中形容一个人的整体状态时,常用的一个词是"精神",比如"精神焕发""精神萎靡",也就是说,我们是以"精神"二字来替代人体总的生命活动特征。这实际上是中医理论的一个具体体现,因为人体的生命是物质和功能的高度统一,而"精"代表了人体的物质基础(人体广义之精的含义是泛指体内一切有用的物质),而"神"又是人体生命活动的综合体现(人体广义之神的含义),所以"精神"二字在中医学中常常代指人体的生命活动。在此处我们重点来了解一下"神"的总体活动规律及其阳气的重要性。

(一) 昼精夜寐乃人体正常的精神状态

"神"作为人体生命活动的综合体现,其正常的状态是人体应该在白天保持精神振奋、神志清楚、反应敏捷、两目精彩、面色荣润、呼吸平稳、语言清晰、肌肉不削、动作自如、饮食如常等,夜晚能够睡眠香甜而沉静,概括来讲就是"昼精夜寐"的状态。

(二) 阳气的"昼出夜入"是"昼精夜寐"的基本条件

人体阳气的昼夜消长规律类似于四时的阳气消长规律,正如《灵枢·顺气一日分为四时》所言"春生夏长,秋收冬藏,是气之常也,人亦应之。以一日分为四时,朝则为春,日中为夏,日入为秋,夜半为冬。朝则人气始生……日中人气长……夕则人气始衰……夜半人气入脏"。在《黄帝内经》中,人体生命之气指的就是人体的阳气,而人体阳气的这种昼夜升降浮沉变化规律,保证了人体正常的生理机能,阳气的特性是主动的,故昼行于阳(体表)则白天清醒少寐,精力旺盛充沛,而夜入于阴(内脏)是一种修整的状态,则夜间目瞑安寝,安卧熟睡。

(三) 随日作息是保证阳气正常运行的基本条件

《素问·生气通天论》有言:"阳气者,若天与日,失其所则折寿而不彰。"将人体的阳气比作天体运行中的太阳,万物靠太阳的光芒和温暖来生存,而人体生命活动的生机则需要阳气的温养。所以阳气也应该保持有规律的运作,文中紧接着就根据阳气的运行规律,提出了保养阳气的基本原则"故阳气者,一日而主外。平旦人气生，日中而阳气隆，日西而阳气已虚，气门乃闭。是故暮而收拒，无扰筋骨，无见雾露，反此三时，形乃困薄"。

在《素问·生气通天论》中，固然提出了阳气对神的振奋作用，"阳气者，精则养神"（阳气温养人体的神，则会使其"精明"），但是很明显，对阳气入于阴分体内的这种保养，认为是阳气能够发挥作用的根本保障，所以入暮以后，在外的阳气就应该休养了，是谓"收拒"，收，阳气要收藏于内，才能拒邪于外。"无扰筋骨，无见雾露"，就是尽量减少活动，以免干扰阳气的这种收藏。否则，会影响人体阳气，发生阳气的衰弱，甚至导致疾病的发生。

三、生命的和谐状态"阴平阳秘"

《素问·生气通天论》有言："阴平阳秘，精神乃治；阴阳离决，精气乃绝。"大家注意，此句在提到正常的生命活动保持（精神乃治）的条件是"阴平阳秘"时，又指出"阴阳离决，精气乃绝"，说明如果要维持"阴平阳秘"，阴阳二者应该保持相互的联系，即"互根互用"。所以，正常的生命活动状态的维持是阴阳双方在互根互用基础上的一种相互关系。

（一）何谓"阴平阳秘，精神乃治"

阴阳学说认为，人体的一切物质基础及其功能活动，均可以阴阳来划分。人体的正常生命活动，就是阴阳两方面保持着"阴平阳秘"的协调平衡状态。"平"，平和、正常之意，对属"阴"的生命物质（如阴精物质）的正常状态，《黄帝内经》认为应该保持平和，不多不少即可。"秘"，是固密、致密之意，属"阳"的功能活动是人体生命活动的具体体现，但是它最重要的使命是保卫人体生命物质不得随意损伤和丢失，故而，应该保持固密、致密的状态。由此可见，平、秘二字实际上是标明了"阴阳"两方面的一种正常状态，而这种状态的维持，根据上下文之意来理解，是阴阳两方面在互根互用的基础上实现的一种协调关系，所以"阴平阳秘"就是阴阳平衡协调之意。"精神"代表人体的生命活动，"治"乃正常之意。

《黄帝内经》认为正常人体生命活动的理想境界是"阴平阳秘，精神乃治"。中医的生命观认为人体本身具有一定的自我调控能力，而这种自我调控能力是通过机体内部多重系统的协调统一性而实现的，而阴阳的协调平衡是人体生命活动中概括性最强的一个系统。它通过阴阳自和形成了机体最根本的自稳状态，这种自稳状态是通过阴阳之间的对立制约、互根互用、消长平衡、相互转化的关系而实现的。

（二）"阴平阳秘"的具体体现

1. **人体与自然环境之间的阴阳平衡**　自然界大到一年四季,小到一日四时,其阴阳消长周而复始,循环往复。人类长期生活在自然环境中,已经逐渐形成了体内阴阳气血消长的适应性变更,而且不断完善形成了人体自身的生命节律。这种节律具有协调人体各种功能活动、保持机体正常生命规律的作用,从而使人体达到一种自我稳定的平衡健康状态。春夏阳气升发,秋冬则收敛、内藏,人体的阳气也会随之出现相应的改变,春夏气血趋向于体表,秋冬气血趋向于体内,反映在脉象上就出现了"春应中规,夏应中矩,秋应中衡,冬应中权"(《素问·脉要精微论》)。

2. **人体自身生命活动的阴阳协调平衡**　人体的正常生命活动,是阴阳处于动态平衡状态的结果。以功能与物质相对而言,则功能属于阳,物质属于阴,物质与功能之间的关系,就是这种对立统一关系的体现。《素问·阴阳应象大论》有言:"阴在内,阳之守也;阳在外,阴之使也。"阴精充盛于内,阳气密固于外。阴精主内,为阳气固守于外的物质基础;阳气主外,为精血津液生成、输布的动力,也是内在阴精物质是否充足的具体体现。人体功能与物质的关系,也就是阴阳互根互用、相互消长的关系。阴阳和谐,脏腑功能正常,精、气、血、津液代谢正常,则人体保持健康状态。

四、"阳胜则热"与"阴虚则热"

很明显,我们在讲两种热证。那么这两种热证有什么不同呢? 它们又与我们要谈的阴阳是一个什么关系呢?

（一）"阳胜则热"与"阴虚则热"的区别

生活当中大家经常会提到一个词"上火"。比如喉咙痛,大部分人会按"上火"去处理,甚至有的人会自行买些"下火"药如三黄片、牛黄解毒丸去吃,可是效果怎么样呢? 是的,有些人吃了会有效果,有些人吃了效果却不是很好。这是为什么呢?

这就是对症和不对症的问题了。如果是"实火",因为大方向是对的,一般是对症的,吃了就会有一定的效果;而如果是"虚火",那方向就错了,用这些下火药是不对症的,当然就没效了,甚至对身体还有危害。而这里所谓的"实火""虚火"的发病原理就是"阳胜则热"与"阴虚则热"。在中医理论中火与热的病证性质是相同的，只是有程度的不同，一般温为热之渐，火为热之甚。说到温热，多指全身发热，说到火则多为局部，如喉咙、牙齿等。

也就是"阳胜则热"是实证，是实热（火）的表现；"阴虚则热"是虚证，是虚热（火）的表现。

（二）"阳胜则热""阴虚则热"与阴阳失调的关系

人体的阳气在正常情况下具有温煦、推动脏腑功能活动的作用，它是我们生命活动的动力，称为"少火"。但是如果体内阳气过于亢盛，脏腑机能就会处于一种过于亢奋的状态，此时，就是一种"阳胜"的状态，过于亢盛的阳气就会导致产热过多而散热不足，自然就会出现一系列热的症状。这种病理现象的发生有两个方面，一是自身阳气本不虚或亢盛的状态（如偏阳质体质的人群、生长发育期的小儿），二是感受了属于阳热性质的邪气（如风、暑、火热之邪）或食积化火、情志化火等。阳气过于亢盛，阴不能制约阳气，从而出现火热的病状，即"阳胜则热"，此种热证就是"实热证"（实火）。

而"阴虚则热"则主要是自身的"阴"不足，由于阴的不足，不能制约自身的阳气，而导致阳气的相对亢奋，实际是一种虚性的亢奋。所以此种热证就称为"虚热证"（虚火）。所以"虚火"就不能像"实火"一样去"清火""泻火"，而是应该通过"补阴""滋阴"的方法去协调阴阳，使阴阳达到平衡。

五、"阴胜则寒"与"阳虚则寒"

很明显这是两种寒证，那么这两种寒证有什么不同呢？它们又是一种怎样的阴阳失调呢？

（一）"阳虚则寒"的发病机理

我们先来看看下面这些表现：怕冷，总是比一般人多穿衣服；精神总是萎靡不振，没有活力；容易拉稀便等。这些很明显是"寒"的表现，中医把它归为"阳虚"的范畴。阳虚，是指人体的阳气出现了虚损不足，使阳气对人体的作用减退，从而出现一系列病理症状。在《黄帝内经》中，古人将我们身体内的"阳气"比喻为人身之"太阳"，万物生长靠太阳，太阳具有温暖大地的作用；而人之阳气也有温养全身、推动脏腑功能活动的作用，是人体热能的来源。所以当人体阳气虚损不足时，温养功能就会减退，从而表现出一系列寒象。"阳气者，若天与日，失其所则折寿而不彰"。因为这些寒的表现是阳气不足所致，所以称为"虚寒证"，此为"阳虚则寒"。所谓"冰冻三尺非一日之寒"，所以阳虚病人的怕冷病史都比较长,少则一两年,多则十几二十年。

(二)"阴胜则寒"的发病机理

出现寒象肯定与人体阳气功能失常有关,但是"阴胜"导致的寒与"阳虚"导致的寒,其不同点是什么呢?

"阳虚则寒",前述已表明是人体自身阳气不足,阳气的温养、温煦功能下降所致。而"阴胜则寒"的前提是"阴胜",所以它发病的主因是邪气,是阴寒邪气过于偏盛,遏制了人体的阳气,使阳气的温养、温煦功能不能正常发挥所致,即"阴长阳不能制阴"的结果。病人一般都有受寒湿邪气侵犯或过食寒凉生冷的病史,发病时间比较短暂,与阳虚的病史长相比是一个明显的不同之处。

六、损其有余,补其不足,以平为期

"中和"是世界万物存在的理想状态,"和"则天地各得其所,万物得以生长发育。"和"的状态,也是人体最佳状态,是健康无病状态;"失和"则为病变发生的根本机理。人体通过阴阳自和形成了机体最根本的自稳状态,所以阴阳平衡协调是人体正常生命活动的基本保障,而阴阳平衡失调是人体最根本的发病原理。由于外邪入侵或人体本身正气虚弱而引起阴阳偏胜或偏衰是导致发病的根本原因。那么治病恢复阴阳的"平和"状态就为首要任务。偏胜者,损其有余;偏衰者,补其不足。其出发点是通过阴阳的制约重新达到平衡健康的状态。

阴阳偏胜的治疗原则是"损其有余",也称"实则泻之"。具体而言,"阳胜则热"表现出的"实热证",用寒凉药泻其阳热之邪,即所谓"热者寒之";"阴胜则寒"表现出的"实寒证",用温热药温阳散寒,即所谓"寒者热之"。

阴阳偏衰的治疗原则是"补其不足",也称"虚则补之"。具体而言,"阳虚则寒"表现出的"虚寒证",属阳虚不能温化,当用补阳、扶阳等法以益火,而不能用辛温发散以散其阴寒,称为"阴病治阳";"阴虚则热"表现出的"虚热证",是阴虚不能制阳而致阳亢,须滋阴壮水以抑制阳亢之火,而不能用寒凉药直折其热,称"阳病治阴"。

正是"谨察阴阳所在而调之,以平为期。"

【结语】

阴阳学说认为阴阳二气的对立统一运动是自然界万事万物运动变化的动

力,是解释事物运动变化规律的根本理论。阴阳学说应用于医学,其核心是围绕阴阳平衡原理来认识的。认为人体的正常生命活动,是阴阳两个方面保持着对立统一的协调关系的结果。由于外邪入侵或人体本身正气虚弱而引起阴阳偏胜或阴阳偏衰,使阴阳的平衡失调是人体最根本的发病机制,因而调整阴阳、恢复阴阳的相对平衡,补其不足,泻其有余,就是治疗疾病的基本原则。

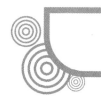

第五章　五行学说与中医思维

【阅读导引】

　　五行学说是我国传统哲学的重要内容,主要研究金、木、水、火、土的特性及其生克制化规律,并以五行特性为依据解释宇宙间各种事物普遍联系、协调平衡的基本规律。五行及其思想广泛渗透到我国古代自然科学、社会文化、政治制度、语言文字等各个方面,在中国文化中占据重要地位。五行学说对中医学的形成和发展影响重大。中医学用五行学说阐释人体自身及其与外界环境的关系,用系统的观点阐明生命、健康和疾病。五行学说是中医学重要的说理工具和指导思想。

第一节　认　知　五　行

一、五行溯源

　　五行学说起源于古人对自然现象的认识和社会实践的积累,是经过漫长的过程逐渐升华而来的。五行的概念形成于夏商之初,是对构成世界的五种基本物质的概括,发展至春秋战国,在以五行类比春、夏、长夏、秋、冬五时历法与气象特征的过程中,又形成了五行相生相克的内容。

　　五行概念是如何产生的?

　　第一,五材说。认为五行起源于古人对日常生活中金、木、水、火、土这五种物质材料的认识。《左传·襄公二十七年》曰:"天生五材,民并用之,废一不可。"几乎同一时代,人们将五材称为五行。

　　第二,四时说。认为五行说源于古人对四时气候的认识。

　　第三,五数说。认为五行的产生与先民用手指计数的方式有关。

第四,五方说。认为五行起源于商代的"五方"观念。

第五,五星说。认为五行的最初含义是指天上的五大行星。

《尚书·洪范》对五行的特性从哲学的高度做了概括:"一曰水,二曰火,三曰木,四曰金,五曰土。水曰润下,火曰炎上,木曰曲直,金曰从革,土爰稼穑。"此时以"润下""炎上""曲直""从革""稼穑"五种物质的特性论"五行",可见此"五行"已经从实体的金、木、水、火、土五种物质中抽象出来,上升为哲学的理性概念。随着人们对金、木、水、火、土五种自然物质在相互作用中出现的各种现象的观察与推理,逐渐得出了此五种物质之间存在着既"相胜"又"相生"的内在联系。认识了五行之间相生相克的内在联系,并广泛用于解释自然界各种事物和现象之间的关系及其发展变化,标志着古代哲学五行学说的形成。

二、何谓五行

什么是五行? 随着古人认识能力的不断深化,五行的方法论意义日益突出。五行不再特指某种自然物,而是具有一定属性或功能的某种事物或现象的代称或符号。

五行内涵主要有以下几个层面。

第一,五行是对宇宙间万事万物的一种分类方法,所有事物都体现了五大类特性,任何事物都与五行存在配属关系。

第二,五行是一种说理工具,通过事物的不断运动、事物内部的相互联系以及不同特性事物间的相互作用,解释宇宙间万事万物的生成、相互关系和发展变化及其所必须遵循的内在规律。

第三,将五行学说引用到中医学领域具有方法论意义。中医学并非以五行的五种元素杂合来说明人体的构成,而是用五行的特性、五行间的相互联系、相互作用的概念来阐释人体的形态构成、生理功能、病理变化,并指导疾病的诊断和防治。

五行特性是分析、归纳各种事物和现象的属性及研究各类事物内部相互联系的依据。《尚书·洪范》对五行特性的经典阐述及后世延伸之意。

水的特性:"水曰润下"。所谓"润下",是指水有滋润寒凉、性质柔顺、流动趋下的特性。进而引申为凡具有寒凉、滋润、向下、闭藏等特性的事物和现象,均可归属于水。

火的特性:"火曰炎上"。所谓"炎上",是说火在燃烧时具有发光放热、光热四散、蒸腾上升之象。进而引申为火有温热、光明、变化、活动、升腾等特性。凡具有这类特性的事物和现象,均可归属于火。

木的特性:"木曰曲直"。所谓"曲直",是说树木的主干挺直向上,树枝曲折向外舒展。引申为木有生长、兴发、条达、舒展等特性。凡具有这类特性的事物和现象,均可归属于火。

金的特性:"金曰从革"。所谓"从革",有顺从和变革两个方面的含义。引申为金有变革、禁制、肃杀、敛降、洁净等特性。凡具有此类特性的事物和现象,均可归属于金。

土的特性:"土爱稼穑"。"稼穑"是指庄稼的播种与收获。引申为土具有生长、承载、化生、长养的特性。凡具有此类特性的事物和现象,均可归属于金。

三、五行归类

以五行特性为根据,对万事万物的动态之象进行综合,将宇宙万物分归于五行之中,构建了五行系统。中医学不仅将气候、声、色、味等分归于五行,而且将人体的脏腑、形体、官窍、情志等也分归于五行,构建了人体内外环境相联系的五行系统,表达了人体自身的整体性及人与自然环境相统一的观念。

(一)事物的五行归类方法

第一,取象比类法。"取象",即从事物的象(性质、作用、形态等)中提取能反映其本质的某些特有征象。"比类",即将事物的特有征象与五行各自的特性相比较,以确定事物的五行归属。"取象比类"就是取八卦的象和他们所象征的事物进行运思构建,借某种直观的形象事物作为范例,触类旁通、引思联想,经过推导而得出有关联的结论,归纳为有相同特征的同一类事物的认知方法。比如,春季草木萌发,生机盎然,与木类特性相似,所以春季归属木。

事物五行属性的直接归类,是以事物的相对突出的特点、特征与五行特性相类比而得出的推断。因而这种归类方法所得出的结果,在某些领域是必然的,而在某些领域是或然的,甚至不免有牵强附会之处,在实践中要具体情况具体分析。

第二,推演络绎法。所谓推演络绎法,即根据已知的某事物的五行属性,推演与此事物相关的其他事物的五行属性的思维方法。如自然界的五化、五色、五位以及人体的五脏、五体、五官、五志等的五行属性,皆是以此方法推演的。比如,秋季属金,燥是秋季的主气,所以燥的特性也属金。

(二)事物五行归类的意义

第一,通过五行归属,将自然界的各种事物和现象、人体的各个脏腑器官和生理病理征象做了广泛的联系,并将其归属于五行之中,如此构建了人体内外环境相联系的五行系统,确立了人体自身的整体性及人与自然环境相统一的整体观念。

第二,此种归类扩充了五行的内涵,发展了五行的方法论意义,使五行变成了表达宇宙万物之间相互联系、相互作用的一个宇宙万物共有的功能性模型。

第二节　五行生克制化

 一、五行相生与相克

如果用两个关键词来说明五行所揭示的事物间的关系以及相互间的作用和方式的话,那就是相生和相克。五行相生与相克是指五行之间存在着动态有序的资生和制约的关系,从而维系着五行系统的动态平衡,促进事物生化不息。

(一)五行相生的内涵

"生"是指资生、促进和助长等作用。五行相生,是指木、火、土、金、水五行之间存在着有序的递相资生、助长和促进的关系。五行相生的次序是:木火土金水,依次相生,即木生火、火生土、土生金、金生水、水生木,木又复生火,依次递相资生,往复不休。

五行之间的递相资生,犹如母子之间的代代相助,故相生关系还可以用"母子"关系来表述。生我者为"母",我生者为"子"。可见五行相生,实为五行中的任何一行对其"子行"具有资生、助长和促进作用。

(二)五行相克的内涵

"克"是指克制、制约和约束等作用。五行相克,是指木、火、土、金、水五行之间存在着有序的递相克制、制约的关系。五行相克的次序是:木火土金水,隔一相克,亦即木克土、土克水、水克火、火克金、金克木,木又复克土。依次递相克制、制约,循环不已。相克关系的另一种表述是"所胜"和"所不胜"。克我者为"所不胜",我克者为"所胜"。五行相克,实际上是指五行中的任何一行对其"所胜"一行的制约与克制。

五行的相生相克,揭示的是五大类事物(宇宙万事万物)间的关系以及相互作用的方式,也是一个用来说理的模型。五行的相生相克旨在说明宇宙事物间的关系无非是"生""克"二字。这种"生""克"作用并非一定要直观,也不一定能直观,多数情况下需要我们去意会、去感受、去参悟。

二、五行制化

有生有克,生克相依才造就了事物的生化不息。"生""克"是事物变化发展的原动力。相生和相克绝对是不可分割的。相生,促进了事物的发生和成长;相克,维持了事物在正常协调关系下的变化和发展。五行中的任何一行,都会与其他四行发生"生"或"克"的关系,任何一行都会同时受到相生和相克的双重作用,既不会过分资生,亦不会被过分克制,从而处在一种相对稳定、平衡的状态。

生克的共同作用使宇宙万事万物的运行变得恒动而有序、和谐而稳定,这就是神奇而玄妙的制化。

那么,什么是五行制化?

制,克制;化,化生。制化的结果:协调、稳定、平衡。制化是五行中一个非常重要的概念,有了制化,才会有事物间的平衡和稳定发展。五行制化,相生和相克是不可分割的两个方面。没有生则没有事物的发生发展;没有克则事物发展过分亢奋而为害为病。只有生中有克,克中有生,相反相成,协调平衡,事物才能生化不息,生命机能才能正常维持。

五行的制化规律是:"亢则害,承乃制,制则生化。"五行之中某一行过亢之时,必然承之以"相制",才能防止"亢而为害",以维持事物的生化不息。

五行制化的含义有二。一是五行正常情况下的相生相克关系。化生与克制相互为用,以维持其相对的平衡协调。这种生克关系,称为"制化"。五行之中只要有一行过分亢盛,必然接着有另一行来克制它,从而实现五行之间新的协调稳定。二是五行之中的三行之间的亢害承制关系。五行亢盛之极而为害,必须抵御令其节制,方能维持事物的正常生发。

综上所述,五行之间的相生和相克,是阐述五行之间的交互联结作用;五行之间的制化,是从总体上阐释相生和相克在协调平衡五行之间关系中的重要作用。五行之间的生克制化不是简单的两行之间的关系,而是五行之间彼此作用的连锁反应。现代研究认为,五行的生克制化现象与控制论的反馈调节原理极其相似。五行中的每一行都是控制系统,又都是被控对象。五行的生与克,实际上就是代表控制信号与反馈信号两个方面。从控制论而言,五行的生克制化,就是由控制系统和被控制对象构成的复杂调控系统,对系统本身的控制和调节以维持其协调和稳定。

三、五行生克异常

五行的生克制化,反映出事物发展的正常关系。但在某种情况下,正常的生克制化关系遭到破坏,就会出现相生的异常和相克的异常,相生异常主要是"母子相及",相克异常主要是"相乘""相侮"。这种异常现象,对事物来说是事物发展过程中的反常变化,对人体来说就是病理现象。

(一) 相生异常

相生异常主要表现为"母子相及",具体表现在"母病及子"和"子病及母"两种情况。其一,母病及子指五行中作为母的一行异常,必然影响到作为子的一行,结果母子皆异常。例如,水生木,水为木母,木为水子,若水之不足,无以生木,则水竭木枯,母子俱衰。此即母病及子。其二,子病及母指五行中作为子的一行异常,亦会影响到作为母的一行,结果母子皆异常。例如,木生火,木为火母,火为木子。若火热太旺,势必过度焚烧木母,而致木之不足。而木不足,生火无力,终致火熄,母子均虚。故子病及母,又称"子病犯母""子盗母气"。

(二) 相克异常

相克异常主要表现为相乘和相侮两种情况。

其一,相乘。"乘",即乘虚侵袭之义。相乘,即相克太过,超过正常制约的程度,使五行事物之间失去了正常的协调关系。五行之间的相乘次序与相克同,即木乘土,土乘水,水乘火,火乘金,金乘木。引起五行之间相乘的原因有"太过"和"不及"两个方面。

太过所致的相乘,是五行中克制一行的过于亢盛,对其所胜一行进行超过正常限度的克制,引起其所胜一行的虚弱,从而导致五行之间生克制化的异常。例如,正常情况下,木克土,如木气过于亢盛,对土克制太过,土本无不足,但亦难以承受木的过度克制,导致土的不足,这种现象称"木旺乘土"。

不及所致的相乘,是五行中被克制一行的过于虚弱,难以抵御其所不胜一行的正常限度的克制,使其本身更显虚弱。例如,正常情况下,木克土,若土气过于不足,木虽然处于正常水平,土仍得承受木的克制,因而导致木克土的力量相对增强,使土更显不及,这种相乘现象,称为"土虚木乘"。

必须指出,"相乘"与"相克"尽管在次序上相同,但二者是有区别的。相克是正常情况下五行之间递相制约的关系,相乘则是五行之间的正常制约关系遭到破坏的异常相克现象。在人体,相克为生理现象,相乘为病理现象。切不可因一字之差而混淆正常相克和反常相乘的概念。

其二,相侮。"侮",即欺侮、欺凌、恃强凌弱之义。相侮,即五行反克为害。即五行中的某一行对其所不胜一行的反向克制,是相克关系异常的另一种表现,亦叫"反克",又称"反侮"。五行之间相侮次序是:木侮金,金侮火,火侮水,水侮土,土侮木。引起五行相侮的原因,与相乘一样,也有"太过"和"不及"两个方面。

太过所致的相侮,是指五行中被克制一行的过于强盛,使原来克制它的一行不仅不能来克制它,反而受到它的反向克制。例如金本克木,但在木气特别亢盛时,不仅不受金的克制,反而对金进行反克,即为"木盛侮金"。

不及所致的相侮,是指五行中克制一行的过于虚弱,不仅不能制约其所胜的一方,反而受到所胜一方的反克。如金本克木,若金本身十分虚弱,则不仅不能对木克制,反而受到木的反克,即为"金虚木侮"。

乘侮之间的关系,相乘和相侮,两者之间既有区别,又有联系。其主要区别是:相乘是按五行相克次序发生过强的克制现象,而形成五行间生克制化异常;相侮是与五行相克次序发生相反方向的克制,而形成五行间的生克制化异常。二者皆为相克异常,简单地说,相乘是相克太过,相侮是反克为害。两者之间的联系是:在发生相乘时,也可同时发生相侮;发生相侮时,也同时发生相乘。实际上,相乘和相侮是密切相关的,是一个问题的两个方面。如:木气过强时,既可以乘土,又可以侮金;金虚时,既可受到木的反侮,又可受到火乘。所以《素问·五运行大论》说:"气有余,则制己所胜而侮所不胜;其不及,则己所不胜侮而乘之,己所胜轻而侮之。"这对五行之间相乘和相侮及其相互关系做了很好的说明。

第三节　中医五行之整体思维

一、"五行"范畴是中医学整体性思想的渊源

（一）哲学中的整体思维观念

整体思维观念，是以普遍联系、相互制约的方式看待客观世界及其一切事物和现象的思维观念。整体思维观念不仅把整个客观世界看作一个大的有机整体，认为客观世界的一切事物和现象都是相互联系的、不可割裂的，任何一种事物和现象之间都存在着相互联系、相互制约的关系。在整体思维观念看来，每一个事物的各个组成部分之间又是一个小的相互联系、相互制约的有机整体。部分作为整体的构成要素，其本身也是一个相互联系、相互制约、不可割裂的整体。所以，整体思维观念认为，天与人之间、事物与事物之间都是同源的、同构的、同序的和同律的。中国古代的"天人合一"思想就是这种整体思维观念的具体表现。可以说，"天人合一"思想反映了整体思维观念的根本特点。

在中国传统文化中，以天人相应为根本特点的整体思维观念和思维方法，其实质就是探讨天与人、自然与人为、主体与客体的相互关系，它的意义就在于揭示人在宇宙自然中的地位，以及人所能发挥的作用。先秦的《周易》就将"天人合一"的整体思维观念作为其立论的基本依据，深刻地揭示了天与人的相互关系。《周易》以"生生"精神把人的存在纳入自然宇宙的生命系统，认为有天地然后万物生焉，"有天地然后有万物，有万物然后有男女，有男女然后有夫妇，有夫妇然后有父子，有父子然后有君臣，有君臣然后有上下，有上下然后礼义有所错"。把人类生命存在看作自然宇宙生命有机整体中不可或缺的重要组成部分。在《周易》看来，人为天地所生。因而，人与天地"同声相应，同声相求"，人可以"与天地合其德，与日月合其明，与四时合其序"。

（二）"五行"学说对中医学整体性思想的影响

五行学说既是一种古代的宇宙观和方法论，又是一种原始而质朴的系统论。五行最早是指人类生活中不可或缺的木、火、土、金、水五种物质，又称"五材"。以后又被用来概括世间万物的属性，即《尚书·洪范》所谓之"水曰润下，火曰炎上，木曰曲直，金曰从革，土爰稼穑"。五行学说认为，宇宙万物可在不同层次上分为木、火、土、金、水五类，此五类不同层次的事物和现象之间的生

克制化运动,构成了不断运动变化的世界。中医学以五行学说解释人体,构筑了以五脏为中心的五个生理病理系统,并阐释它们之间的相互关系及其与自然环境的密切联系。

五行学说把自然界的万事万物依据木、火、土、金、水的特性归为五大类,并认为自然界各种事物和现象的发展变化,都是这五种物质不断运动和相互作用的结果。人依赖自然环境生存,人的生命活动规律必然受自然环境的制约和影响;机体对自然环境的影响,也必然要做出相应的反应。故中医学将人体内部的五个系统与外部自然界的五方、五时、五气、五化、五色、五味等相联系,体现了人与自然环境的统一性。如《灵枢·阴阳二十五人》说:"天地之间,六合之内,不离于五,人亦应之。"又如《素问·金匮真言论》说:"帝曰:五脏应四时,各有收受乎? 岐伯曰:有。东方青色,入通于肝,开窍于目,藏精于肝,其病发惊骇。其味酸,其类草木,其畜鸡,其谷麦,其应四时,上为岁星,是以春气在头也,其音角,其数八,是以知病之在筋也,其臭臊……北方黑色,入通于肾,开窍于二阴,藏精于肾,故病在溪,其味咸,其类水,其畜彘,其谷豆,其应四时,上为辰星,是以知病之在骨也,其音羽,其数六,其臭腐。"由此可见,这种以五行为基础的整体思维模式广泛应用于中医学中,对于整体观念的构建和发展起到了不可忽视的作用。

古代医家借助五行学说建立了中医学的五行藏象体系,即运用取象比类、推演络绎等方法建立了一个以五脏为中心的整体宏观模式。它将复杂的人体组织结构划分为五个功能系统,每个系统都以五脏为核心,联系六腑、五官、九窍、五体、五志,体现了人体结构的不可分割、功能的相互为用和形神的协调统一。中医学将五行学说引入医学理论,其最大的特点就是说明人体各脏腑、组织器官并非彼此孤立,而是相互联系的。在生理上相互资助、相互制约,维持了人体内环境的稳定及统一;在病理上相互影响,一脏有病,可影响他脏,从而有效地指导疾病的诊断与防治。如《难经·六十一难》说:"望而知之者,望见其五色,以知其病。闻而知之者,闻其五音,以别其病。问而知之者,问其所欲五味,以知其病所起所在也。切脉而知之者,诊其寸口,视其虚实,以知其病,病在何脏腑也。"

二、中医学整体思维的具体体现

(一)人与环境的统一

中医学把人体生命活动与自然界、人类社会的变化作为一个相互联系的整体运动来认识。"天人合一"是中国哲学史上影响深远的重要命题之一,中医学也深受这一思想的影响,关注人与外界环境的密切联系,把人类理解为宇宙分化的产物,把个人理解为社会的一分子,强调人与环境有机地相统一,提出带有自身学术特色的"天人相应"或"天人相参"命题。《黄帝内经》中对天人关系的理论有深刻而又系统的表述,核心论述有"人与天地相参也,与日月相应也"(《灵枢·岁露论》),"人以天地之气生,四时之法成"(《素问·宝命全形论》)等。

其一,人与自然的统一。《黄帝内经》从四时五脏与阴阳五行相应的角度探讨了人与自然环境的统一性,论述了人的生命现象与时令气候、昼夜晨昏、地土方宜等自然现象密切相关的整体规律。人生活于自然环境之中,当自然环境发生变化时,人体也会发生与之相适应的变化。

季节气候的变化。中医学理论根据五行学说,将一年分为春、夏、长夏、秋、冬五季,认为春季温、夏季热、长夏湿、秋季燥、冬季寒就是一年四时节气变化的一般规律。正是在四时节气规律性变化的影响下,人体也表现出了春生、夏长、长夏化、秋收、冬藏等相应的生理变化过程。

昼夜阴阳的消长。昼夜晨昏的自然消长同样对人体产生一定的作用。《灵枢·顺气一日分为四时》:"以一日分为四时,朝则为春,日中为夏,日入为秋,夜半为冬。"认为人体的功能活动只有同昼夜节律的变化相适应,才能适应宇宙自然界的变化。"故阳气者,一日而主外,平旦人气生,日中而阳气隆,日西而阳气已虚,气门乃闭。"

地方区域的差异。中医学还十分重视地方区域对人体的影响。自然环境是影响人体生理变化的重要因素,不同的自然环境,由于气候、土壤及水质的不同,也可在一定程度上影响人体生理功能和生理活动。一般而言,人一旦易地而居,多有不适之感。所谓不适,就是指对环境的不适应。经过一定的时间,便会由不适应逐渐转变为基本适应或完全适应。这说明,不同的自然环境对人体生理机能和生理活动有着重要影响。

(二) 人与社会的统一

人是社会的人,社会环境的变化和不同,同样会引起人体机能的变化和差异,从而关系到人的健康与疾病。今天,社会的进步促进了人类的健康,延长了人类的寿命。但社会发展带来的人口增长、环境污染等问题也成为不利于人类健康的因素。同时,人类人生观、价值观和生活方式的巨大改变,也导致了一些新的身心疾病的产生。

(三) 生命体自身的统一

中医学在中国传统文化整体观的影响下,把人的生命也看作一个整体。中医学把生命活动作为一个整体运动变化的过程来认识。中医学理论认为,人体以五脏为中心,通过经络系统将六腑、五体、五官、九窍、四肢、百骸等人身之组织器官组成一个有机的整体,并通过精、气、血、津液的作用,完成机体统一的机能活动。从生理功能来看,中医学理论认为,人体的各个脏腑、器官都是互相协调的,任何一个脏腑、器官、组织的活动都是整体机能活动不可分割的一部分,每个器官、组织在这个整体中既有不同的职能,又密切合作。在人体这个生命系统中,脏腑经络、形体官窍、精气神色等要素之间具有相互作用的整体调控性,在每一脏腑经络、形体官窍的子系统中又有更小的系统,又各有阴阳、气血的相互调控性。从病理变化来看,中医学理论着眼于分析局部病变所反映的整体病理状态,以及局部病变对其他部分、整体的影响,注重对天人系统、人体内部五脏经络系统、五脏经络内各子系统等各级系统进行调控,以抑制其病理变化。

三、中医学整体思维的临床应用

(一) 辨证诊断的整体性

从疾病诊断来看,中医学理论通过观察分析五官、形体、色脉等的外在病理表现,分析、把握内在脏腑的病变情况,从而对人体病变做出正确判断并进行施治。《黄帝内经》中有关脉诊、目诊、面诊的全息诊法记载,正是"天人合一"整体思维的反映和体现。从疾病治疗来看,中医学理论既关注人体脏、腑、形、窍之间的相互联系,同时更注意人体五脏系统的相互联系。所以,中医学理论不仅认为人体本身是一个有机统一的整体,而且认为人与天地也是一个有机统一整体。《灵枢·岁露论》就有"生气通天"的论断,并说"人与天地相参也,与日月相应也",强调人与外界环境的密切联系,从人与自然环境、社会环境的整体联系中把握人体生理、病理过程,研究人体开放系统与周围环境的物质、能量和信息交换以及人体开放系统随自然宇宙节律进行新陈代谢的内在联系。

(二) 辨证治疗的整体观

中医学不仅从整体上探索正常人体的生命活动规律、分析疾病的变化规律,而且用整体统一的思维模式针对病证采取相应的治疗调节。

中医"证"的概念,是对疾病过程中各种变化的综合分析产生的,是对机体在疾病发展过程中某一阶段多方面病理特性的总体性本质概括,即在多种相互关系的综合上,对疾病本质的总体论断。"证"是一个整体变化的概念,它包括了病因、病位、病性、病机、疾病演变的趋势、治疗的原则等许多内容。

中医治病不仅着眼于"病"的异同,更主要是从"证"的区别入手。辨证治疗就是说针对机体在患病过程中整体反应情况的差异而采取不同的治疗方案,即所谓"同病异治,异病同治""证同治亦同,证异治亦异"。中医学的辨证治疗,其实质是从整体变化的相互联系上达到整体调治之目的,是整体治疗观的集中体现。

(三)如何正确理解中医学的整体观念

中医学理论是一种有机论的整体思维。中医学理论强调的是人体的整体功能,它把现实事物看成一个自组织的有机系统,其整体性不可以还原为部分。中医理论所关注的不是器官实体,更重要的是人体作为活的整体的功能结构关系,注重的是从整体上调治疾病。中医学的整体统一思维具有西方哲学还原论及微观思维所不可及的全局视野,能够从宏观上发现和把握用分解方法所不能及的事物的一些属性和特点。

中医学整体思维模式与现代生物-心理-社会医学模式的基本精神极为契合。中医学以天、地、人三才一体的整体观指导临床实践,以人为中心,从人与自然、社会的关系去探讨人的生命过程及防治疾病的规律,强调从人与自然、社会的系统整体关系的角度,去理解、解决生命健康和疾病的问题,这恰好是现代生物-心理-社会医学模式的最佳蓝本。中医学两千年前建立的医学模式与现代医学模式虽然存在着巨大的历史差距,但其本质是一致的,其理论和方法的基本精神是契合相通的。

当然,我们也不能忽视,中医学理论的整体思维观念虽然强调对人体、人与自然以及人与社会的整体性认识,但以阴阳五行学说为基础的中医整体统一思维特征,缺乏对这一整体的各个局部细致的和精确的认识。所以,中医学理论的整体思维观念不可避免地带有原始的、朴素的和直觉的特点。应当承认,用这种直观朴素的象数模拟方法确定下来的整体、统一、联系的观念,能够在一定范围内和一定程度上反映事物运动的某些规律,有一定的实用价值,但在揭示系统中的具体物质发生机制以及对这一整体各个细节的微观认识等方面,尚需要其他思维方法的辅助以及现代科学认识的补充。

【结语】

　　五行学说的现代研究运用了数学、系统论、控制论、信息论、生物学以及文献研究的方法,进行了多学科、多层次、多角度的交叉研究。五行学说的研究将随着现代科学的发展而有新的突破。中医学对生命科学的研究融合了社会科学和自然科学,但生命研究还是以自然科学为主体的,仍属于自然科学的范畴。运用何种研究方法能够更好地将二者有机结合起来,对未来五行学说的研究至关重要。

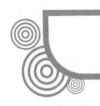

第六章　道家哲学与中医思维

【阅读导引】

　　以老子、庄子为代表的道家,是以"道"为最高哲学范畴和终极关怀的思想流派。它以"道"来统摄自然、社会和人生三大层面,追求三者的自然和谐,并全面而深入地渗透到中国人民的思维方式、民族心理、风俗民情、文学艺术以及社会生活的诸多方面,是中国传统文化的重要组成部分。珍视生命、重人贵生,是道家学说中最重要的思想,亦是其最有价值的理论成果之一,而这也正是中医学最基本的价值取向。道家倡导的"道法自然""重无轻有""崇阴"等思想,对中医学的养生理论和藏象理论的建立和发展具有重要的作用,对中医学理论体系的形成和发展产生了重要影响。

第一节　道　本　体　论

一、老子"道"为万物本原的哲学思想

(一)"道"的基本内涵

　　老子哲学体系的核心是"道",他认为整个世界万事万物都是由"道"派生的。"道"空虚无形,却永远用不尽,十分渊深,好像万物的根本。这里老子肯定了"道"是万事万物的根本("宗")。所以他说:"道生一,一生二,二生三,三生万物。"(《老子·四十二章》)"一"在这里是指具体万物形成之前的一种统一状态。但在老子体系中,他把这种具体万物形成前的统一状态推崇为一种抽象的、最高的"自然"原则,或"无为"原则,这样的"一"也就成为"道"的同义语。所以他又说:"天得一以清,地得一以宁,神得一以灵,谷得一以盈,万物得一以生,侯王得一以为天下贞。"(《老子·三十九章》)"一"便成了产生万事万物的根本原则。老子这里讲"道生一"，既有指具体万物形成前的统一状态的意思，又有"道"使万物获得统一原则的意思。

老子哲学的中心思想就是"道"，在五千余言的《道德经》（又名《老子》）中，"道"出现过七十四次，分别对"道"做了重要表述。特别是四十二章，明确地表述了"道"生万物的观点，回答了世界本原问题，反映了老子的本体论。

综观老子对"道"的表述，主要有六种含义。①"道"是一种物质性实体，既是无形的，又是有形的；②"道"在万物出现之前就有了，"有物混成，先天地生"；③"道"是一种听不到、看不见的气体，但万物由它而生；④"道"是有规律地、永不停息地运动着的，"独立而不改，周行而不殆"；⑤"道"的规律，既是自然规律，也是社会规律，即所谓"天之道"和"人之道"；⑥如果能依照"道"的规律办事，就是认识了"道"。理想的统治者，就是体"道"的圣人。以上六种含义，简言之，就是万物都由"道"产生，万物消灭又都复归于"道"；万物的一生一灭，都遵循着"道"的规律；"道"的运动规律是可以被人们认识和掌握的。这种关于"道"作为物本体的表述，系统地反映了老子唯物主义的哲学思想。

（二）"反者道之动"的辩证法

在老子的哲学体系中，包含着较为丰富的辩证法思想。这种辩证法，既是一种观察与思考事物的方法，同时也是一种睿智的人生智慧。

老子的辩证法思想可以用"反者道之动"（《老子·四十章》）来概括。所谓"反者道之动"，即任何事物都会向它的反面转化；事物正反两方面的转化，既是事物的本性，也是宇宙的最高原理。老子认为，无论在社会中还是在自然界，任何事物的存在都是相互依存且对立统一的。老子正是从对这些对立统一性概念的表述中，揭示了事物矛盾的普遍性和客观性。这种矛盾统一观念的提出，是当时人类对世界的认识更深化的表现。

与此同时，老子也看到一些相对立的事物和概念，都是互相依赖的关系。如他说："有无相生，难易相成，长短相形，高下相盈，音声相和，前后相随。"（《老子·第二章》）他进一步认识到，对立的一面，如果其特点达到一定程度，就会表现出对立的另一面的特点。如他说："大成若缺，大直若屈，大巧若拙，大辩若讷。"（《老子·四十五章》）在这些认识的基础上，他认为，对立的双方是会互相转化的，如"祸兮，福之所倚；福兮，祸之所伏……正复为奇（异），善复为妖（灾）"（《老子·五十八章》）。对这些矛盾的论述，反映了其辩证法思想已经达到了一定的水平。

老子不仅看到了万事万物存在着矛盾，也看到了任何矛盾的双方无不向其相反的方面转化,深刻地表达了"反者道之动"这一矛盾运动的普遍法则。"道"在老子那里同时也指规律。老子从激烈的社会变动中,感到每个人的贵贱、祸福并不是固定不变的,而是不断变化着的。所以他从这里也认识到一些事物变化的规律。他说:"反者道之动。"(《老子·四十章》)这是说,一切事物都要向它的反面变化。老子有一定深度地看到了事物发展规律是向它相反的方面转化,这其中包含了否定是辩证发展的必经环节的思想,认为事物向自己相反的方向转化,即自我否定,是合乎规律的运动。

同时,老子在论述事物向反面转化的过程中,看到了从量变到质变的过程。"合抱之木,生于毫末;九层之台,起于累土;千里之行,始于足下",这是老子对于一定量的积累可以引起质的变化的深刻认识。这是其朴素辩证法思想的光辉之处。

但是,老子的这些辩证法思想有很大的局限性,甚至有许多错误的东西。在他那个时代,对对立面的依存和转化不可能有科学的说明。因此,老子这些变化的观点,都是一些直观的感受,他把这些对立和转化当作是无条件的和自然而然的。老子不可能懂得这种对立转化的条件性,所以他笼统地,离开一定条件地去讲凡事要从反面着手,因此,其思想中的一些辩证法因素带有消极的成分。

二、庄子"道通为一"的哲学思想

(一) 庄子以"道"为本原的宇宙观

庄子从老子"道法自然"的思想出发,认为充分而自由地发挥自然本性,任其自性发展是非常快意的事情;而违背自己的天性,力所不能及,这是最让人痛苦的事情。《庄子·秋水》中说:"牛马四足,是谓天;落马首,穿牛鼻,是谓人。"生动地诠释了天性和人为。显然,顺乎天然本性是一切幸福的根源,拘于人为是一切痛苦的渊薮。

万物的自然本性不同,其自然能力也各不相同。只有做力所能及的事情,或者说,只有万物的自然能力得到充分而自由地发挥时,才能感到自足和快乐。《庄子·逍遥游》中:"小知不及大知,小年不及大年。奚以知其然也? 朝菌不知晦朔,蟪蛄不知春秋,此小年也。楚之南有冥灵者,以五百岁为春,五百岁为秋;上古有大椿者,以八千岁为春,八千岁为秋。而彭祖乃今以久特闻,众人匹之,不亦悲乎!"其智能不同,寿命不同,这是自然的。人的悲哀就在于不着眼于实际的盲目攀比。既然如此,人必须充分认识自性,正视自我。庄子强调认识自性,并非要人们泯灭斗志,而是要求人们真正认识自我,发现自我。人们只有充分地认识自性,才能真正地发现自我,才能充分地发挥自己的才能,才能保持自性,不受褒贬、毁誉、荣辱的束缚,进入逍遥自在的人生境界。来也自然,去也自然,理性地认识了这个问题,对生死之变毫不计较,超越了哀与乐,做到安时处顺,就解除了一切束缚和牵绊,完全地顺乎自然了。

庄子是战国时期著名的隐士,在家乡做过小官,但没干多久就归隐了。面对现实社会的压力,庄子一方面主张屈从命运的安排,另一方面幻想出一个令人陶醉的理想社会。庄子认为,人是自然赋予的,是自然的过程,“人之生,气之聚也。聚则为生,散则为死”。人既然是自然的一种存在形式,那么人性也如同自然界的其他事物一样,应该从自然中去寻找。既然人性的真谛是自然性,那么人只有摆脱一切社会关系,与自然融为一体,才谈得上真正的人性。因此,庄子提出要弃智绝圣,忘我无我,做到“与天为一”。这种顺从自然的主张是庄子自然主义社会观的重要内容。为此,庄子为人们描绘了一个理想国,其主要特征是人完全回到了自然。在他看来,一切社会关系都是人性的异化,应当统统抛弃。即完全毁弃文明生活,否定一切礼仪制度,才能使天下归于安定。

（二）注重精神自由的人生哲学

庄子相对主义的最终目的,是要达到主观精神的绝对自由,即所谓“逍遥游”。庄子的人生哲学就是自由哲学、逍遥哲学。他主张人应该按照自然本性去生活,反对儒家以仁义道德给人的生命以限制,追求超越自然与社会的绝对自由。

在庄子看来,人生之所以充满痛苦和不自由,是因为受到现实世界诸如是非之辩、贵贱升降、生死祸福等矛盾的困扰,受到各种物质条件的限制,人们都有所依赖、有所期待、有所追求而造成的。他把这种现象叫作“有所待”或“有待”。他在《庄子·逍遥游》中描写了鹏飞万里和列子“御风”的故事,用以说明大鹏和列子的不自由。大船在大江大河中航行,看起来“自由”了,但它必须依赖于水,如果“水之积也不厚,则其负大舟也无力”,还是不能算真正的“自由”。同样,大鹏奋飞,“扶摇而上者九万里”,可谓“自由”了,但它必须凭借风大才能飞行。如果“风之积也不厚,则其负大翼也无力”,也不能算是真正的自由。而真正的自由是无条件的、无待的。那么,怎样才能达到彻底自由的境界呢?庄子认为,就是要从精神上超脱名、权、利的束缚,超脱自然与社会的束缚,忘掉自我,像"无己"的至人、"无名"的圣人,"无功"的神人那样,才可以达到彻底自由的境界。

　　然而,现实世界是没有绝对自由的,自由总是相对的,因为人的任何行为都要受到客观条件的制约。所以,庄子所追求的绝对自由只是一种主观精神对现实的超越。但庄子看淡世情、超然物外的处世哲学,对深受社会生活重压的人们来说,无疑是一种心灵的慰藉和睿智的开导,具有儒家入世哲学所不具有的社会价值。

第二节　道法自然与中医虚静顺势思维

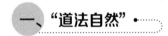

一、"道法自然"

(一)"道法自然"主要思想

　　老子提出"道"是万物生成的本原。如《老子·第一章》:"无,名天地之始;有,名万物之母。"《老子·二十五章》:"人法地,地法天,天法道,道法自然。"即人以地为根,地以天为据,天以道为宗,"道"以其自身的本然状态为自己立命。"道"作为无从感知、无可名状的实体,具有无限的能量和无限的创造力,充满了无限的生机和活力,它是自然界最初的发动者,是万物之宗。万物的产生源于"道"的创造力,万物的生生不息都源于"道"的潜能。《老子·四十二章》说:"道生一,一生二,二生三,三生万物。"在这里,老子阐述了由混沌状态的气逐渐产生出万物,这样一个由少到多、由简到繁的循序渐进的发展过程,阐释了宇宙万物生成和变化的总规律。从此,中国哲学的宇宙发生论的基本模式就奠定了。

　　老子认为,天地之间四种东西最为重要,即道、天、地、人。人的行为以地为法则,地的行为以天为法则,天的行为以道为法则,道的行为以它自己的本然为法则。老子说:"道大,天大,地大,人(王)亦大。域中有四大,而人(王)居其一焉。人法地,地法天,天法道,道法自然。"(《老子·二十五章》)所谓"自然",不是指自然界,而是指"道"自然而然的本来面目。道以自然为法则,即是说,顺应万物的天然本性,以宇宙客观规律为法则,既反对天命,也反对人为(妄为)。

　　在老子哲学里,根本否定了"神"的存在,否定了"神"对世间万物的创造和主宰,提出了关于世界构成的物质性的总根源,为纷纭复杂的现象寻找到了一个统一的、概括的总原则,把中国的哲学思想推进到一个新的发展阶段。

(二) 道家养生论思想

从同生死、齐万物的观点出发,庄子认为人的生命是自然变化所产生的客形,既然自然造化赋予人以生命,人类本身同样也要自然地善待个体的生命。所以《庄子·大宗师》开篇说:"知天之所为,知人之所为者,至矣。知天之所为者,天而生也;知人之所为者,以其知之所知,以养其知之所不知,终其天年而不中道夭者,是知之盛也。"这段话围绕着天(自然)与人的关系,表述了庄子天人一体,即自然与人是一个息息相关的不可分割的整体。庄子认为洞明事理的极境在于能明了天人的分际,知识的能事在于明了天之所为是完全出于自然,明了人之所为是以人的养生之术去养护人的智力难以了解的年寿,使自己能享尽天然的年寿而不至于中道夭亡。这里提出了以养生之术尽其天年的思想。可见,养生是庄子思想的一个重要内容。

庄子关于养生的思想与老子相同,且有更细致的补充和拓展。其特点如下。

第一,抱一致柔。"载营魄抱一""专气致柔,能如婴儿乎?"(《老子·十章》)都体现了抱一致柔的观点。"抱一"既是道家修道的总要求,同时也是养生首先要注意的观点。"专气致柔,能如婴儿乎?"此一句是说求取抱一过程的炼气手段和状态。婴儿在道家眼里,活泼天真,毫无机心,应天而动。抱一致柔如果能获得婴儿的天真态、活泼情,便是进入了一种高级状态。庄子在《达生》中描述一个人酒醉坠马不死,就说明要无机心,要应天而动就可以养生保命。

第二,神不外驰。老庄及道家对神不外驰的看法与中医的看法一致,都认为属精神性的"神",应该内守身体。即"精神内守",民间俗话说"闭目养神"也是此意。《老子·十二章》全章都是这个意思,只是老子用反说法,告诫人们应该注意神不外驰。对于神不外驰,庄子也讲,与此同时,庄子还讲如何用神、守神和藏神。在这方面,《庄子·养生主》和《庄子·达生》都有充分反映。《庄子·养生主》讲了养生方面的如何用神,《庄子·达生》讲如何守神和藏神,一用一守藏,正好是一对意思相对的养生看法。

庖丁解牛的例子是《庄子·养生主》中用神的故事。这个故事从技能上讲,可以用熟能生巧来理解。但是,庄子的意思更深,讲"神遇"的应用,不仅将熟能生巧的技能包含在内,同时讲了"神遇"可以养生。庖丁解牛的神解成了艺术享受,如果人的工作达到这样的高境界,养生自在其中亦不为怪,何其乐,何其美。工作和劳作进入无高低贵贱的真正高层次。

第三,归根守本。《老子·十六章》讲"致虚极,守静笃……归根曰静,静曰复命,复命曰常",可以理解为归根守本。"致虚极,守静笃",既是道家思想的总纲也是养生和修炼的重要指南。致虚守静,就是求道守真、守本,即归根复命。天地不死,顺根而行,也就进入了不死之境,也可以说进入超越生死之境,而养生自在其中。守虚静是负阴抱阳的形式之一,虚为阳,人静为阴,以人静之阴抱虚无之阳,求取冲气之和,则可以同于道。更由此,生一、生二、生三、生万物,而养生之道自然显现。

第四,益生、贵生。在老子是益生、贵生,在庄子是养生、达生。用词不同而意义一样,都是养生的意味。应该说道家养生首先也都是从老庄这里来的。"益生"出《老子·五十五章》曰:"益生得祥。""贵生"出《老子·七十五章》曰:"贤于贵生。"继老子后的《庄子·德充符》也说过"益生",曰"言人之不因好恶内伤其身,常因自然而不益生也"。这应该是庄子在进一步注解老子的益生思想,亦是说要顺其自然益生,不要因个人狭隘的好恶伤身。说明庄子对老子的"益生"思想是非常认同的。如此,便又产生养生、达生的思想。

应该说庄子是最能理解和补充老子思想的人,就养生和修炼的角度讲,如果说老子的思想是纲要的话,庄子的思想就是这一纲要的实施细则。

二、"玄览静观"认识论与中医虚静顺势思维

(一)"玄览静观"认识论

老子是可知论,他常提到"闻到者""善为道者""有道者"等。他认为人们有认识"道"的能力,"道"也是可以被认识和运用的。因此,他要求人们应善于掌握规律,按规律行事,切忌任意妄为,否则会受到规律的惩罚,"夫物芸芸,各复归其根。归根曰静,是曰复命,复命曰常,知常曰明。不知常,妄作凶"(《老子·十六章》)。万物都要复归本性,是一种客观规律——"常",知"常"就是明智的,否则盲目行动就会有不详的结局。

老子指出,要知"道"即掌握规律,就要反对主观臆想和自以为是,要有老老实实的态度,"前识者,道之华而愚之始"(《老子·三十八章》)。在了解事物的具体情况之前就做出判断并预设一套处理办法,是愚昧的开始。他主张:"大丈夫,处其实,不居其华。"批评的是不懂装懂的态度。在他看来,有知而不

自以为知,是最好的;不知却自以为知,就是缺点了。这显然属于唯物主义的观点。

老子还认为认识的最高任务是把握"道"。可是"道"是无限的,没有任何规定性,因此不能依靠感知得知,只有通过理性直觉才能接近。"不出户,知天下,不窥牖,见天道。其出弥远,其知弥少"(《老子·四十七章》),这并非脱离实际的玄思冥想,而是一种理性直觉思维的结果。他本人见多识广,用类推方法达到对"道"和社会现象的"知"。但是,他把理性直觉方法普遍化,并与感性认识对立,认为人们对具体事物的感性认识越多,就越妨碍理性直觉的作用,这样就陷入了片面性。

与此相联系的是老子提出了认识论的中心命题:"为学日益,为道日损。"(《老子·四十八章》)即求得的具体知识越多,对"道"及客观规律的把握就越少。为了得"道",他要求人们"致虚极,守静笃,万物并作,吾以观复"。即人们在认识事物时,应使自己的心灵极度空虚,不存一点固有成见,还需达到沉着冷静的境界,只有二者兼备,才能客观、正确地认识事物真相。他把处于这样一种心灵状态称为"玄览",即心地如宽广的镜子。故在认识前要"涤除玄览",使心灵达到"虚静"。心虚则无物不容,心静才能察知万物,最终达到对"道"的同一,即"玄同"。老子的这种"虚静"认识方法是有其合理因素的,对后来的认识论思想有很大的影响,但他完全忽略社会实践的作用,则是片面和错误的。

(二)中医虚静顺势思维

老子指出,"道"的本质就是虚空,唯有空才是用之不竭的源泉,这就是天地的根本规律。善于遵循自然规律体道而行的人,不表现自我,守弱处卑,通达玄妙。唯有虚静柔弱,才能除去朽弊而复新。因为心安而虚,道自来居;心满则道无所居。若达到坐忘虚极的境界就能体道观妙,故虚空是近"道"之途径。老子提倡虚无的目的之一,是要人们避免带有成见去观察外物,从而客观地去认识与接受外物。《庄子·人间世》说:"气也者,虚而待物者也。惟道集虚。虚者,心斋也。"因为"道"的本质是虚空,故最接近真理。人能虚心,即使不刻意求道,道也自然归之。体静心闲,方可观妙。心若纵任不收,只能徒增粗疏,无法观察万物之妙。从中医养生方面来说,则讲究体妙心玄,向善就道,超然物外而保存真气。《素问·上古天真论》说:"贤人者,法则天地,象似日月,辩列星辰,逆从阴阳,分别四时,将从上古合同于道,亦可使益寿而有极时。"古代圣贤之人,就是因为虚心好学,善察外物,从而体道识真,给人们指出了健康长寿之道。"致虚极,守静笃,万物并作,吾以观复。夫物芸芸,各复归其根。归根曰静,是曰复命,复命曰常,知常曰明。不知常,妄作凶。知常容,容乃公,公乃全,全乃天,天乃道,道乃久,没身不殆。"(《老子·十六章》)说明虚静是万物的总原则,众物芸芸,最终都要复归本性,循环往复的终始变化就是永恒之道。所以要静观以待,顺天之常,明察变化,不可妄作。一旦掌握永恒之道,就会包容一切,公正无私,与自然界和谐而融为一体,长久不殆。因而《老子·三十七章》曰:"道常无为而无不为。侯王若能守之,万物将自化。化而欲作,吾将镇之以无名之朴。镇之以无名之朴,夫将不欲。不欲以静,天下将自正。"这就是不特意去做某些事情而静待事物的发展,从而顺其自然,进而秉公持正,以致天下安宁。养生也是如此。老子倡导虚静隐退,希望人们达到天长地久,从而获得圆满成功;启迪人们与世无争,平衡心态,有益于养生与健康长寿。《素问·上古天真论》说:"至人者,淳德全道,和于阴阳,调于四时,去世离俗,积精全神,游行天地之间,视听八达之外,此盖益其寿命而强者也。"不慕功名,脱离世俗,则免除精神之累,从而活得自在健康,故虚静谦退是长久之道与长寿之道。

第三节　贵无轻有与中医重用轻体思维

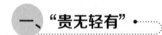

一、"贵无轻有"

(一)"贵无轻有"思想

"无"与"有"是标志中国古代关于宇宙本原和本体问题的一对重要范畴。在"无"与"有"的辩论中,始终存在着贵无论与崇有论、辩证法和形而上学的论争。

"无"与"有"这对哲学范畴最早见于《老子》。春秋时期,老子大力提倡有无统一论,有两方面的含义,一曰"有无相生",一曰"虚实相资"。

"有无相生"是说"有"生于"无"和"无"生于"有",二者是互为因果的。在《老子》一书中"无"是"道"的同义词。老子依次把宇宙生成过程描绘成"道生一,一生二,二生三,三生万物",就是说由一分为阴阳,阴阳交合变化再产生出万物。这个"无生有"的过程就是"道"生万物的过程,可以简化为"道(无)——一(有)—二(阴阳)—三(阴阳参合)—万物"。天地万物始于"无",最后又复归于"无",《老子·十六章》说"万物并作,吾以观复。夫物芸芸,各复归其根"。

而系统论证"以无为本"贵无论思想体系的是正始年间"有无之辩"的集大成者——王弼。

（二）王弼"贵无论"

所谓"无"，其基本内容之一是指"顺自然"，他认为"万物以自然为性"。同样，与此相关的另一个主题，即"圣人体无"，则要求"圣人达自然之性，畅万物之情"。总之，"天地之中，荡然任自然"，这是宇宙、人生的根本法则。只有任其自然，才合万物之本性，万物的本性就是自然而合理的。所以王弼指出："物无妄然，必由其理。"

从"以无为本"的观点出发，他主张为政要顺应自然，"天地以自然运，圣人以自然用"。王弼认为只要崇尚自然，笃守无为，则万物自化，因而他反对用严刑峻法，为政者应"以无为居事，不言为教"，然后才能达到"治之极也"。在治国之道上，王弼主张"无为""不争""安命"，要求统治者放弃私欲。在具体作为上，要杜绝繁苛之政，使人心安静寡欲，这就是所谓的"无为而无不为"，从而达到"至治"的理想状态。

王弼认为，"有"指有形有象的具体存在物，所以"万物"就是"万有"，不仅指物质现象，同时也包括社会上存在的各种制度、名教、礼俗等。老子讨论的问题是"万有"如何产生？王弼探讨的问题是"万有"是依据什么在世界上存在的？"万有"背后的本质又是什么？用现在的哲学用语来讲，就是讨论世界的统一性问题。

王弼对"万有"存在的依据、世界统一性的考察，从思维水平来说，超过了老子的宇宙生成论。老子提出"天下万物生于无，有生于无"的思想，是属于宇宙生成论哲学。王弼的玄学则进入了探究世界本体论的问题，这标志着中国古代哲学的理论思维有了进一步提高。

二、中医重用轻体思维

（一）"重用轻体"

自老子提出"天下万物生于有，有生于无"始，其主要思想倾向便向以道为本、为体和以器为末、为用转变，形成重用轻体、重道轻器的价值观。就医学研究而言，这种价值观本身就站在解剖学方法（重有）的对立面，而对背离解剖方法的演化表现出认同及强化作用，使得"粗守形，上守神"（《灵枢·九针十二原》）成为《黄帝内经》医学思想的主流，主张"以表知里"（《素问·阴阳应象大论》)、"司外揣内"(《灵枢·外揣》)的"尚无"研究方法。因为机体气化是"内外相袭"的,"有诸内必形诸外""视其外应,以知其内藏,则知所病矣"(《灵枢·本藏》)。中医从人体外部的表现推导出人体内部脏腑的生理病理,此即所谓"从外至内"(《灵枢·论疾诊尺》)、"以表知里"(《素问·阴阳应象大论》)的方法。

(二)"重用轻体"思维与中医学藏象理论

"藏象"一词最早见于《素问·六节藏象论》。何为藏象?王冰次注曰"象谓所见于外,可阅者也";张介宾云"象,形象也,藏居于内,形见于外,故曰藏象"。可见,"藏象"二字实际上道出了藏象学说赖以建立的一个重要的方法论内容,即着重通过研究机体外部表征来推导人体内部组织的运动规律,确定"象"与"藏"之间相互关系的"以表知里""司外揣内"方法。"见乃谓之象,形乃谓之器"(《周易·系辞上》),说明"象"指可见而无形之物,"器"则是有形的具体事物。"象"与"器"之别正是"形上"与"形下"之别。道家认为道"无形"而"有象"。

应该说,先哲们很早就发现,许多事物的表里内外之间存在着相应的确定性关系,这些关系提示联系是普遍存在的,每一事物都与周围事物发生一定联系。因此,当人们不能直接认识某一事物时,可以通过研究与之有关的事物,间接地把握(推知)这一事物。这一见解引导人们自觉地寻找可能的中介,去探索那些由于条件限制而难以直接把握的奥秘,这种方法在古代自然科学中具有普遍的适应性。中国古代,在地质、天文、气象等领域中都有相关的论述。人体也不例外,机体外部的表征与体内的机理必然有着相应的关系,通过体外的表征一定可以把握人体内部的变化规律,故《灵枢·本藏》云"视其外应,以知其内脏,则知所病矣"。《素问·阴阳应象大论》将这种方法概括为"以表知里",《灵枢·外揣》称之为"司外揣内"。

第四节　崇阴思想与中医滋阴理论

一、崇阴思想

(一)崇阴思想的由来

在母系氏族社会,人们认为种族自身的繁衍是非常重要的。由于生殖崇拜的原因,人们崇拜产生自然万物的水,将其称为"母亲"。

《列子·汤问》云"缘水而居,不耕不稼",十分形象地说明了在中国这一以农业立国的古老国度,水崇拜作为一种根植于农业社会生活土壤中的自然宗教影响十分强大。

以上等因素产生了水为宇宙万物之本原的观念,如《尚书·洪范》论五行曰"一曰水,二曰火"。以水为五行之首,与古人以水为万物本原的观念有关。《淮南子·原道训》云:水,"万物弗得不生,百事不得不成"。《老子·八章》云:"上善若水,水善利万物而不争,处众人之所恶,故几于道。"由于水属阴,因此可以认为这就是"重阴"观念的源头。

但随着人们对男性在生殖过程中所扮演角色的重要性的认识,以及男性在生活和生产中的重要作用逐渐显露并占据上风,母系氏族社会解体而代之以男权社会的建立,"重阴"观念由此终止而"尊阳"思想因之产生。

据研究,《易》有三个不同版本,如《周礼·春官宗伯》说太卜"掌三易之法,一曰连山,二曰归藏,三曰周易。其经卦皆八,其别皆六十有四"。《连山》属"夏易",《归藏》属"商易",皆已失传。据说老子的思想可能受《归藏》的影响。《周易》讨论阴阳的对立统一,注重"阳刚"的主导地位,而《归藏》则恰恰相反,强调"阴柔"为主导力量。

(二) 道家崇阴思想

道家继承《归藏》以坤卦为首卦,强调阴柔的归藏包容功能,以贵柔尊阴,自然无为,致虚守静为首。《老子·七十六章》云"人之生也柔弱,其死也坚强,草木之生也柔脆,其死也枯槁。故,坚强者死之徒,柔弱者生之徒。是以兵强则灭,木强则折"。在这里,老子由水之柔弱推及物、人之柔弱。柔弱的东西看似接近死亡,然则生机内藏;坚强的东西看似生命旺盛,然则即将面临死亡。人也一样,只有具备韧性的人,才能屈伸自如,游刃有余。坚强的东西是远离了"道"的东西,只有永远不"坚强"的东西,才包含着至道。《老子·二十八章》曰:"知其雄,守其雌,为天下溪。为天下溪,常德不离,知其荣,守其辱,为天下谷。为天下谷,常德乃足。"老子认为,知道刚强雄壮而处于雌柔微弱的地位,就像天下的溪流,德性就永远不会离失。知道什么是荣耀而安守卑辱的地位,就好像天下的川谷,德性才能得到充足,所以崇高的德性好像山谷。

道家强调致虚守静,以虚对有,以静制动,以柔克刚,以达到返璞归真,复归于无之境界。重静即属崇阴。此外,"万物负阴而抱阳"也蕴涵着崇阴的思想。

就性别而论,由于女性属阴,故有研究指出"老子哲学为道教尊重女人,提升女性意识,提高女性地位,起了理论上的先导作用"(《道教对女性的尊崇》)。

《庄子·天道》云"静而与阴同德,动而与阳同波"。《庄子·田子方》说"至阴肃肃,至阳赫赫,肃肃出乎天,赫赫发乎地,两者交通成和而物生焉",指出天气下降,地气上升,阴阳交感和合而万物化生。其中又以阴气为其根本,因阴在阳之先,故阴是本阳为末,阴能决定阳。

二、中医滋阴理论

(一)滋阴理论

道家的崇阴思想对中医学滋阴理论的构建起了重要的作用,中医学的静神、节欲、保养阴气的养生理论和方法也是吸收了道家的崇阴思想而产生的。

"五脏者,中之守也"。现存版本《黄帝内经》"非一人一时之作",其所述内容既受道家思想影响,也受儒家思想浸染,故有崇阴或尊阳的不同观点。如《素问·生气通天论》说"阴者,藏精而起亟也;阳者,卫外而为固也"及《素问·阴阳应象大论》所谓"阴在内,阳之守也;阳在外,阴之使也"等,均可看作是道家崇阴思想的反映。

《黄帝内经》所奠定的脏阴腑阳的藏象理论,是道家崇阴思想对中医学深刻影响的反映。《素问·金匮真言论》云"言人身之脏腑中阴阳,则脏者为阴,腑者为阳。肝心脾肺肾五脏皆为阴,胆胃大肠小肠膀胱三焦六腑皆为阳"。五脏在内,六腑在外。五脏藏精,其气象地而属阴;六腑传化水谷,其气象天而属阳。五脏藏神而为"神脏",六腑有形为"形脏"。五脏重于六腑,神脏决定形脏,因此,后世中医对五脏的研究更为重视,可以说是重五脏而轻六腑。如"是故五藏,主藏精者也"(《灵枢·本神》),"五脏者,中之守也……夫五脏者,身之强也"(《素问·脉要精微论》)等,如此以脏统腑构建了以五脏为中心的藏象体系,是道家崇阴思想对中医学的渗透和影响的结果。

(二)保养阴气的方法

首先,宜固护五脏,如《灵枢·本神》所云"是故五藏,主藏精者也,不可伤,伤则失守而阴虚,阴虚则无气"。

其次,固护先天之本。道家主张的静神思想可给我们有益的启示。精能制约动,静则阴气生。只要神静内守,心若虚谷,则能不为世事所累,不为物欲所动,与自然融为一体。如老子云"虚其心,实其腹;弱其志,强其骨",又说

"甘其食,美其服,安其居,乐其俗"。

再次,遵照"道法自然"的思想,按四时气候变化规律,"法于四时","春夏养阳,秋冬养阴",与自然界融为一体,是保养体内阴气的重要方法。春夏要随着自然的温热以保养人体之阳气,不可过于乘凉或过食生冷;秋冬要随其自然的寒凉以保养阴气,不可过于保温或过食辛热。

【结语】

道家学术思想形成与发展的过程对中医学的形成和发展产生了深远的影响。道家把它的视点放在对生命本质和人性的洞察上,讲天道、人道、王道,从而进一步闻道、悟道和证道,对中医学的内证体系具有指导意义。道家以"道"的哲学思维方式影响着中医学,形成了所谓"医道相通"的哲学观。道家哲学最关注人的生存境况及人与自然的关系,英国的中国科学技术史专家李约瑟博士称"道家对自然界的推究和洞察完全可与亚里士多德以前的希腊思想相媲美,而且成为整个中国科学的基础"。事实亦如此,道家哲学不但决定了中国传统科学的发展方向,而且其哲理直接引入中国医学,化为中医学的说理工具。由于道的双重性使得中医学同时具备人文格调,形成具有民族特色的整体观念、辨证施治的有机医学。

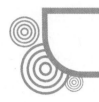

第七章　儒家哲学与中医思维

【阅读导引】

　　中医学与中国传统文化思想唇齿相依,这是中医的一大特色,在世界文化史上独树一帜。先秦两汉之际,儒家思想逐步成为中国文化的主流,奠定了其正统地位。而此时,正是中医学的基础形成之时,因而,儒家思想对中医学的诞生和发展产生了深远影响。以《黄帝内经》为例,它是中医基础理论构建的经典和标志,虽成书于东汉,但其基本思想正是成熟于先秦两汉。在这样的时代背景下,中医学的形成和发展必然受到儒家思想的影响和渗透,而儒家精髓思想也逐步成为中医基础理论构建的基石,是中医学认识论、方法论的重要来源与组成部分。

第一节　中庸之道与阴阳调和思维

一、中庸之道——儒家哲学之精髓

　　中庸思想是中华民族颇具特色的哲学思想,也是儒家的辩证思维方法,被视为最高的道德标准、根本的哲学原则与治国的根本方略。其核心思想就是不偏不倚、以和为贵,主张保持对立的平衡而构成和谐。这种思想广泛渗透到中医学的理论体系中,对中医学的发展产生了重要影响,也成为中医理论思维的核心,中医之"中"其本意就来自儒家的"致中和"思想。而《黄帝内经》一书中重要思想的基本观念——"强调天与人、自然与社会以及身体与精神必须作为和谐统一的有机生命的整体存在;如何协调人(包括个体与集体)与环境、社会、自然之间既改造又适应的合理动态平衡关系;如何使人心理、精神状态与大自然相一致、合节拍"等中医学所亟待解决的主要课题,正属儒家中庸中和思想的指导范畴。那么,究竟何为中庸呢?

(一)"中庸"溯源

中庸之道是孔子晚年提出的修身处世的理论原则,兼具哲学方法论与品德修养的意义。"中庸"又名中和,首见于《论语·雍也》,这是儒家纳先贤之语、采百家之长的结晶,他们认为"中庸之为德也,其至矣乎"。孔子认为"中庸"是"至德",也就是最高的德行。那么,"中庸"的具体含义是什么呢?不少学者从"中""庸"二字溯源,做出了诸多解释。如《说文解字》中记载"中,内也,从口,上下通","上下通"可理解为人与天地相通,即天人合一的思想。在《尚书·大禹谟》中,舜告诫禹应"允执厥中",处事要秉承中正之道,言行不偏不倚。朱熹认为:"中者,不偏不倚、无过不及之名"。因此,"中"字可以理解为不偏不倚、适度适中,无过无不及,是指矛盾相互依存所表现出来的"度",即事物变化中的量的规定性。而"庸"在《说文解字》中则解释为"庸,用也"。这里的"用"即实践,是把握好事情的度,并将这个"度"运用到生活与实践中。概言之,"中庸"即以"中"为"用",其核心理念为"执中、适中、中和,不偏不倚,无过不及,权以用中",其中"平衡"是关键,就是要把握矛盾相互依存或相互渗透所应遵循的量的规定性,使矛盾双方在一定的限度内发展,从而保持统一体的和谐。

(二)中庸调和思想对中医思维方式的影响

先秦儒家"中庸"之道,表现在思维方式上就是中庸调和。其本质是在于追求事物的平衡与和谐,把握无过无不及的智慧。它是先秦儒家在中国古代"贵中""尚和"思想的基础上形成、发展起来的世界观和方法论,通过孔子等儒学大家的发展,将其上升到哲学的高度,从而使中庸调和思想成为中国文化的主要思维方式。如《礼记·中庸》开篇中即云:"中也者,天下之大本也;和也者,天下之达道也。致中和,天地位焉,万物育焉。"就是说,天地的运行、万物的生育,都离不开平和中正。《论语·学而》有云:"礼之用,和为贵,先王之道,斯为美。"北宋理学家程颐在注解"中庸"时也说:"不偏之谓中,不易之谓庸。中者,天下之正道;庸者,天下之定理。"

由此可见,中庸调和这种思维方式的基本特征就是注重事物的平衡性、和谐性及行为的适度性,中正、不偏执、不过激是其要点。作为中国传统哲学思想的优秀成果,中庸调和的思想在中医学的形成发展过程中,渗透了诸多领域(如生理、病理、治疗、养生等),起到了目标性的导向作用,对中医学思维方式也产生了深刻的影响。如中医学非常注重人体自身的整体和谐性,认为人体生命现象的"中庸",即健康,就是保持和维护机体的阴阳、脏腑、经络、气血等的恒动平衡、中正平和,不出现偏差。如《素问·平人气象论》所论之"平人",什么是"平人"? 中医上称健康无病之人为"平人",即阴阳平衡之人。中医学认为疾病的发生发展过程就是生命恒动平衡、中正平和的状态被打破,以及随之而来的阴阳脏腑、经络气血虚实变化的过程。基于此,中医治疗的目的则是以"和为贵",充分体现了儒家的"致中和"思想。在注重人体自身整体和谐的基础上,中医学更加强调人与天地这个系统的整体和谐。中医学历数千年而不衰的原因就在于它选择了一条人与自然、人与生命和谐共存的道路,中医所有治病的手段都是谋求人与天地万物的和谐共存,这就是一条"中庸调和"的道路。

二、阴阳调和——中医理论之基石

"一阴一阳谓之道",阴阳的变化决定了宇宙万物的运动变化和发展。阴阳的概念虽然源于哲学,但中医已将其内化为医理。并且中医认为,生命的根本就在于阴阳二气的统一协调和平衡,阴阳是生命之源。而阴阳学说作为方法论,也成为中医构建其自身理论体系基本框架的基石。

(一) 阴阳:从朴素到抽象

中医学理法方药体系的每个细节都渗透着阴阳,无论是阐明人体的生理结构与功能,还是阐发人体的病理变化;无论是制定宏观的辨治原则,还是阐发具体的方药配伍,都能见到阴阳学说的身影。可以说,在中医学中阴阳无处不在,它极大地应用与发展了传统文化的阴阳学说。那么,何谓"阴阳"? 其概念又经历了怎样的嬗变?

阴阳是中国古代哲学的一对重要而独特的概念,这一字词的出现可追溯到殷商时期或更早,最初的含义极其朴素,就来源于古人对自然现象的直接观察。如殷商甲骨文中已有"晦月""阳日"等阴阳含义的字词,西周时期的诗歌中也有"阴阳"一词的多处记载,《诗经》言"既景乃冈,相其阴阳,观其流泉",诗中的"相其阴阳"即站在山岗上,可观察方位之向日或背日,由此来判断何方为阳,何方为阴;此外,《说文》也对阴阳有所解释,其言"阴,暗也。水之南,山之北也""阳,高明也",白天因有日光照射而明,夜晚因无日光而暗。故"阴阳"一词的最初含义仅指日光之向背,向日者为阳、背日者为阴,这是古人根据日光的向背和季节、气候等自然现象的变化规律得出的一种直观的哲学观念。

其后,古代先哲试图用阴阳来分析和阐释一些难以理解或不能直接观察的事物复杂变化的机理,如西周末年的太史伯阳父曾用阴阳来解释地震的形成,他认为"阳伏而不能出,阴迫而不能蒸,于是有地震",用大地内部阴阳两种对立的物质势力运动的不协调来解释地震的成因。这种抽象的解释,说明此时的阴阳已具有了一定的哲学意味。随着人类活动范围、观察面与观察深度的不断拓展,阴阳原始而相互的概念得以逐步引申和丰富。如一些思想家开始把阴阳看作是自然界两种基本的、互相对立和此消彼长的物质力量,把阴阳交替看成是宇宙变化的根本规律和普遍法则。如老子认为"万物负阴而抱阳",认为万事万物都是在阴阳消长中变化的。《易传》则提出"一阴一阳谓之道",把阴阳的概念上升到了哲学的高度,这一阴一阳就体现了阴阳的对立统一关系,也是《周易》的主旨,更是宇宙中万物发展变化的最基本规律。可以说,阴阳几乎渗透在中国传统文化的方方面面,体现在中国人生活的许多细节之中,也已升华为一种理念,渗透进中国人的生活逻辑之中。如果不懂阴阳,不懂这极抽象却又极实在的学说,便不能理解中国传统文化的精华所在。

(二)中医辨证的阴阳调和论

阴阳学说作为一种朴素的唯物辩证法思想,属哲学范畴。古人们用这一理论来演绎、说明宇宙万物、日月星辰、季节更替、社会变迁等所有事物的运动、变化规律。早在战国时期,阴阳学说就被中医吸收、运用和发展,成为中医学最基础、最核心的理论之一,也是中医标志性的理论学说。阴阳学说把人体复杂的生命活动用阴阳的对立、统一、依存、消长、转化这一动态平衡加以诠释,所谓"人生有形,不离阴阳"。而人体的这种动态平衡一旦被打破,就会出现病理状态,人就会生病。所以调整阴阳,古人以汤剂、针刺方法使其恢复到新的动态平衡,作为临床治疗的根本法则。这也是最早的阴阳调和论,它既是中医传统的理论原则,也契合几千年来儒家学术"以和为贵"的思想,且能准确反映出疾病的证候特征。在现代中医临床上,它依然有效地指导着我们的养生保健和疾病诊治工作。如《素问·阴阳应象大论》所云:"阴阳者,天地之道也,万物之纲纪,变化之父母,生杀之本始,神明之府也""善诊者,察色按脉,先别阴阳"。可以说,阴阳辨证作为八纲辨证的总纲,它告诉我们,中医学最具特点的整体观念、辨证论治、防重于治的思想,无不渗透着阴阳调和、对立统一的理念。

(三)调和阴阳,以平为期的中医治疗观

平和中正是中医治病的最高境界,也是中国传统文化所追求的最高境界。《黄帝内经》里有句话叫"无问其病，以平为期"，《素问·至真要大论》云："谨察阴阳所在而调之，以平为期。"本意是指医者诊病之时，应该认真细致地审察阴阳病变的所在，加以调整，以达到阴阳平衡的目的。原意是谈治疗，其实无论是诊病，还是养生保健，中医学都是在追求这个平衡，也就是所谓"阴平阳秘，精神乃治"，所谓"阴平"即阴气平顺，"阳秘"即阳气固守，是阴阳两者互相调节而维持的相对平衡，是进行正常生命活动的基本条件。中医学认为人体是一个有机的整体，只有当脏腑阴阳、经络气血之间保持着协调平衡，才能维持正常的生命活动。当这种协调一旦被破坏，人体即进入病理状态，因而疾病的发生从根本上说就是阴阳的相对平衡遭到破坏，即阴阳的偏盛或偏衰代替了正常的阴阳消长。所以要想不生病，就应该在未病之前通过饮食调理、运动锻炼等各种养生保健手段，让本来就存在的阴阳偏颇趋于相对的平衡。这样就有可能不得病或者少得病，故而"以平为期"就是中医治疗学的核心。

第二节　仁孝伦理与医乃仁术

中医学是基于人文的医学，具有丰富的人文内涵和强烈的人文关怀、人文精神及人文品格。中医学也是基于生命的医学，研究和关注的是人的整体生命，因而历代医家都把生命视为最重要的东西。当代著名中医学家王永炎院士也曾说过："中医是基于生命的医学，西医是基于疾病的医学。"

一、"仁孝一体"——儒家的伦理内核

儒家思想是一种以"仁"为内在的思想核心、以"礼"为外在的行为规范、以中庸为辩证的思维方法，以"知、行、学、思"为其认识论的一整套关于人生道德的哲学思想。可以说，在这套哲学思想体系中，"仁"和"孝"是最重要的道德规范，也是最基本的道德标准，在传统中医医德方面发挥了重要影响。

（一）仁孝思想的内涵与主张

孔子"仁"学思想的提出在哲学史上是一个具有理论贡献的创新，他是第一个将"仁"提到哲学高度并提炼为最高伦理范畴的人，还把"仁"这一概念，同"礼""孝"有机结合在一起，赋予了广泛的意义，组成了他庞大思想体系的核心。

作为孔子以来儒家传统哲学的根本范畴，"仁"的观念在春秋时期已普遍流行。孔子对"仁"的界定最重要有两条：一是仁者"爱人"，这也是其基本含义；二是"克己复礼"。前者是以仁待人，后者是以仁律己，它们为人类的道德生活提供了最基本的原则。这一学说的指向首先是爱自己的亲人，即以"孝悌"为"仁之本"，孔子把对父母的敬爱与遵从称之为"孝"，对兄弟的亲情友爱称之为"悌"。他将"孝悌"视作最根本的伦理道德规范，认为是社会秩序的最基本保障。他还认为孝是诸德之源、是立身之本，遵孝道、奉孝心、履孝行是做人最起码的要求。继而孔子又以忠恕之道将这种血缘关系推广至社会上所有的人，即"泛爱众"，也即"老吾老以及人之老，幼吾幼以及人之幼"的博爱之心，就是关心、爱护和尊重所有人，珍惜个体生命，追求有价值的人生。如果能以仁爱之心治理朝政，即可平天下。这种由孔孟奠基的儒家仁爱思想，就构成了中医医德的主体内涵，对中医学有非常重要的影响。

（二）从儒家之仁看"医乃仁术"的道德主张

中医医德宗旨简而言之就是"医乃仁术"，是"以济世为良，以愈疾为善，以活人为心"，"仁"是中医的总原则，从医德的角度讲是医通天地人、医术关乎性命、医道爱人爱己、医道济世救人，医道的仁德是要靠医者的仁德之心来实现的。

古称医术为仁术，是说医学是一种活人救命的方法技术。正因为医术是"救命、活人"之术，因此作为医生，首先必须对"人"、对"生命"具有崇高的仁爱精神，由此引发对事业衷心热爱的感情，这是作为一名医生必须具备的最基本、最核心的德行修养。可以说，"仁"不仅是儒学的道德准则，也是中医的道德根本，儒之于医在对待人的态度上是完全一致的。

中医学的"仁爱"原则主要表现在：第一，强调尊重人的生命。孙思邈说："人命至重，有贵千金。"（《备急千金要方·序》）中医学为生生之道，提供治病强身的治疗服务、延年益寿的养生方法。第二，强调同情、关爱病人。中医学以生生之具，助人生生之气，其基础是"病为本、工为标"的医患关系，行医治病、施药救人，一切以病人的需要为根本出发点。

"医乃仁术"不仅反映了医方技术是"生生之具""活人之本"，而且表达了中医学非常重视医学的伦理价值。在长期的实践过程中，中医学始终把仁与术的和谐统一视为最高追求。仁为术之根本，术为仁之体现，这不仅是对整个中医学术的要求，也是对一个中医医生的要求。

二、儒家伦理对中医医德的影响

中华文明是世界最古老的文明之一。在中华文明发端之初,我们的祖先在开展医疗活动的同时,即"催生"了中医的原始医德。从传说中伏羲、神农的"尝百草、制九针"到张仲景的"勤求古训、博采众方"、孙思邈的"精勤不倦,大医精诚",中医医德从久远的古代孕生,经过历代医家的"言传身行"而不断传承演进,经久不衰,成为推动中医学术和中医事业持续向前发展的内在动力。在漫长的历史长河中,中医医德深受儒家"仁"的伦理道德观念、墨家"兼爱"的道德原则以及佛教"大慈大悲""普救众生"的教义影响。总的来说,我国古代医德的特点是:注重医德和医术的统一、医德规范与医德实践相结合;强调主体的道德修养;强调天人合一,人际关系和谐,讲究中庸之道。

(一) 生生大德　推己及人

儒家伦理建立在天地生生大德的普施与垂范的前提下,首要的就是医学伦理,这是传统医德的重生意识和重社会责任意识的价值根源。《素问·宝命全形论》指出"天覆地载,万物悉备,莫贵于人";唐代孙思邈言"人命至重,有贵千金,一方济之,德逾于此",这些名言都说明了生命的珍贵,也包含着对重生的高尚医德的期待。治病救人与博施济众,或者说对生命的责任与对社会的责任作为"医乃仁术"的重要内涵,使仁德与医德成为传统医学不可分割的一体两面。两者的结合也凸显了医者道德修养的根本性,这就是医学作为仁术的突出特点,也是历代医家的行医宗旨。孙思邈强调医生必须"先发大慈恻隐之心,誓愿普救含灵之苦",陈实功《医家五戒十要》中的"先知儒理,然后方知医理",都是强调"仁"所要的品德修养是医术的根本性。

作为儒家仁学的方法论,"推己及人"的基本精神就是"己所不欲,勿施于人"(《论语·颜渊》),"己欲立而立人,己欲达而达人"(《论语·雍也》),也即所谓"忠恕之道"。按照朱熹的解释,即在承认人人都有着共同的情感需要的基础上,从自己的情感体验出发,设身处地为他人着想,待人如待己。忠恕是贯穿仁学的基本观念,是仁爱思想的重要表现,是孔子行仁践义的基本行为原则和方法。对医者而言,"推己及人"的基本精神就是要求医者只有对病人被疾病折磨时的痛苦感同身受,真正做到急病人之所急、想病人之所想,才会不断培养和升华自身的医学道德品质。只有在换位思考中,医者才能从自己的需要中体悟患者及家属对关爱与尊重的需要。

（二）仁术济世　术精显仁

几千年来，中医学一直认为仁爱之心是习医、业医的前提，因此很多古代医家常将"医乃仁术"作为自己的座右铭。如唐代医家孙思邈在《千金要方·大医精诚》中，从职业道德角度对医者仁心以立术、仁心以立业作了系统论述，其理想就是为了使医生能够真正成为"苍生大医"，因而此书也成为中医学典籍中论述医德的一篇极重要文献，为习医者所必读。

医学的根本任务在于以术济人。医生仅仅有仁爱之心远远不够，还必须具备精深的医理及精湛的医术，只有医术精湛才能济人于危急。要精通医术，就应具备较好的传统文化基础和医学理论基础，正如医家张仲景在《伤寒杂病论·序》中要求"勤求古训，博采众方"。因而学医不仅要"博极医源"，多读书，多向有临床经验的老中医虚心求教；还要"精勤不倦"，勤临证，多临证，在实践中提高医术。

济世是儒家人生观的重要理想。要实现这一理想，必须通过一定途径和方式，以医术济世即是其中之一。中医学的道德信念，即通过行医施药来实现仁者爱人、济世救人的理想。宋代以后，儒者多兼通医道，随着大量儒生进入医学领域，渐渐形成了一种独特的中医群体——儒医。儒医将医学视为实现其济世理想的重要手段，既对医学的发展，也对儒学内涵的丰富起到了重要作用。可以说，中医学伦理道德思想闪耀着灿烂的人道主义之光，它的理论和实践都是我国医学文化的瑰宝，并为世界医学人道主义的确立提供了丰富的养料。

第三节　太极之理与中医命门

一、博大精深的太极——万物之本原

太极文化源远流长，包含着极其深刻的中国古代自然哲学的世界观和方法论原理，神奇玄妙，博大精深。如被称为"中华第一图"的太极图，就生动地展现了人体生命演化的阴阳变化规律。作为古代辩证法思想的重要概念之一，太极阴阳学说体现着东方的宇宙本体论和认识论，认为自然界周而复始，由无极而生太极，阴阳对转，化生万物，且"凡身处处皆太极，一动一静，俱浑然"。太极学说从天论出发而落实到人的层面，进行整体性思考，它通过考察

事物的运动变化,极力去把握事物的内在联系,可以说在一定范围内促进了中医学理论的发展。

(一)玄妙抽象的太极观念

太极是宋明理学的基本观念,也是中国古代哲学用以说明世界本原的范畴。就迄今所见文献看,"太极"一词初出于《庄子》:"大道,在太极之上而不为高,在六极之下而不为深,先天地而不为久,长于上古而不为老。"太,即大;极,指尽头、极点。物极则变,变则化,所以变化之源是太极。后见于儒家经典《易传·系辞上》:"易有太极,是生两仪。两仪生四象,四象生八卦。"庄子之后,后世人们据《易传·系辞上》相关"太极"的论述而逐渐推演成熟的太极观念,一定程度上吸收了庄子混沌哲学的精华。

同庄子混沌哲学一样,太极观念这种迷离恍惚地看待万事万物的现象和本质的人生态度,以及这种思维方式本身,实则包含清醒睿智的哲思,其终极目的是希望人类活动顺应大道至德和自然规律,不为外物所拘,"无为而无不为",最终到达一种无所不容的宁静和谐的精神领域。

宋代理学开山周敦颐继承了《周易》关于太极的观念,将儒家的太极与道家的无极概念熔铸在一起,建立了一个太极、阴阳、五行、万物的宇宙生成论体系。周敦颐的《太极图说》云:"无极而太极。太极动而生阳,动极而静,静而生阴。静极复动。一动一静,互为其根。分阴分阳,两仪立焉。阳变阴合,而生水火木金土。五气顺布,四时行焉。五行一阴阳也,阴阳一太极也,太极本无极也。""极"者,宇宙万有之终极,亦即"绝对"。至于无极和太极的关系,由周子此说引发了宋明儒学关于"太极"的论争,古代先哲们争论不休,但周子对"太极"的内涵并没有明确的阐释。现在一般认为"无极与太极乃一体之二名";"谓之太极,所以表示其为究竟至极之体;谓之无极,所以表示其无穷无际无形无状"。

至明代理学大家朱熹,他将理学推向巅峰,建立了一个庞大的理论体系,成为理学的集大成者。他以太极为理,并将其确定为本体论的根本范畴。他说:"总天地万物之理,便是太极。"朱子认为,太极是最高的理,是天地万物之理的总合,最高的理蕴含一切理。这最高的理便是世界的本原,天地万物皆由此产生出来,是万物存在的根据。

由此可见,宋代以后的儒家哲学中,太极就成为天地万物的根柢和枢纽,决定一切并派生一切。

（二）太极图与中医

太极图被称为"中华第一图"（图6-3-1）。从孔庙大成殿梁柱，到老子楼观台、三茅宫、白云观的标记物；从道士的道袍，到算命先生的卦摊；从中医、气功、武术及中国传统文化的书刊封面、会徽会标，到韩国的国旗图案、新加坡空军机徽、玻尔勋章族徽……，太极图无不跃居其上。这种广为人知的太极图，其形状如阴阳两鱼互相纠缠在一起，因而被习称为"阴阳鱼太极图"，常见于中医古典医籍之中。古代药店也常以阴阳鱼作为

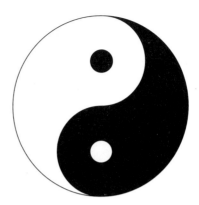

图 6-3-1　神秘的太极图"阴阳鱼"

招牌——即在店门口两边各挂一串膏药，膏药下面是一条鱼，左右两侧的鱼合起来便形成了"阴阳鱼"。用阴阳鱼作为中医标志，说明中医理论体系的形成与《易经》和阴阳学说有关。

阴阳鱼是古人认识、研究客观世界的总结，是中国古代哲学思想的核心内容，也是对阴阳学说的最佳表达，是对自然界一切事物发生、发展变化规律的高度概括，它融科学、哲学、医学理论为一体，是自然界各种事物的阴阳对立协调的最佳表达方式。

阴阳鱼呈圆形——象征事物的永恒、循环式的运动状态，也象征人的生命起源。圆周内分左右两部分：左侧为白鱼，头向上代表阳；右侧为黑鱼，头向下代表阴。这一设计也体现了中国传统文化。古人认为左侧为东方，是阳气（太阳）升起之处；右侧为西方，是阳气（太阳）下降之地，同时，在上的阳（天气）需下降，在下的阴（地气）需上升，阴升阳降，运动不息。白鱼与黑鱼之间由一条反"S"形曲线分开，这说明事物的阴阳双方是彼此相互依赖、相互为用的，任何一方均不能脱离另一方而单独存在，事物的阴阳双方既对立又统一，彼此协调和谐而又相互制约，共同维持事物阴阳双方的动态平衡。此外，太极图也表示事物是处于不停歇运动状态的，其运动方式是阴消阳长、阳消阴长的不断变化过程，而反"S"线是阴阳量变到质变的分界线。当事物的阳发展太过，超过了"S"线，就转化成为阴；同样，阴超过了反"S"线，则转化为阳。阴阳鱼的鱼眼又是一个小太极图，这说明阴中有阳，阳中有阴，阴阳之中可再分阴阳，事物的发展是无限的，事物划分阴阳也是无限的，是无穷无尽的。

中医学以阴阳鱼为思维模式，阐述人体生理病理变化。人的健康状态是

阴阳处于动态平衡的协调和谐状态，即人体内环境的稳定状态；阴阳失调是人体的疾病状态；阴阳离决，则是人的死亡状态。

由此可见，太极图的出现是我国古代人民的智慧象征，集中体现了中华民族文化的精髓。正因为古人掌握了阴阳这一认识世界的最佳方法，才使中国古代文化及科学技术远远领先于世界各国，至今仍受到各国学者的重视。如著名学者李约瑟博士所言："中国人的思想和哲学传统，在许多方面都比基督教徒的世界观更与现代科学合拍。"

二、玄妙无穷的命门——人身之太极

（一）历代命门说概述

命门学说作为中医基础理论的重要组成部分，是藏象、阴阳五行学说的进一步发展。对命门的认识历来有不同的见解。"命门"一词始见于《黄帝内经》，后见于《难经·三十六难》，但两者所指截然不同。《内经》中命门为目，指眼目的穴位；《难经》指右肾为命门："肾两者，非皆肾也，其左者为肾，右者为命门。命门者，诸精神之所舍，原气之所系，故男子以藏精，女子以系胞。"它也是最早提出人身有命门一脏的医书。后世医家皆以《难经》之意为准，并加以发挥，命门学说又成为后世各家学说的重要组成部分之一。但不管"命门"所指为何，汉唐以往，它在临床上并无多少实际意义，充其量只是一家之言，没有引起医学界的关注。

宋元以来，不少医家就什么是命门，其性质、位置、功用、与其他脏腑的关系及临床意义等展开了辩论。这场辩论一直延续到明清，其结果是主张无形的肾间命门说占了上风，代表医家如孙一奎、赵献可、张介宾、李时珍、汪昂等，其中赵献可、张介宾又被归为明清时期的"温补学派"。考察明清时期有关命门问题的论述，我们发现孙一奎、赵献可、张介宾的著作，都直接间接地提到理学家周敦颐的《太极图说》。由此推见，中医命门学说与周子的《太极图说》有着某种联系。周子的《太极图说》以"推明天地万物之原"为主要内容，按照中医学"天人相应"理论，人体本原与宇宙本原应该是相通的，人身中也应有一太极。故而，明清医家认为：人体中的命门相当于天地之太极。

（二）张介宾之"水火命门说"

自《难经》首创左肾右命学说后，后世多以命门与相火并提，但大都无新的突破，而张介宾的命门学说使命门理论渐趋完善。他承继了宋明理学和太极理论的观点,认为天和人皆有太极,皆称命门,天的太极即"命门为北辰(北斗星)之枢,司阴阳之柄";在人则是"命门居二肾之中,即人身之太极,由太极生两仪,而水火具焉,消长系焉。故为受生之初,为性命之本。"此外,他还赋予了命门水火的两重性。他所论及的命门既有形质又赋有功能,统括阴阳、五行和精气,为先天后天"立命之门户"。

应该说,张介宾的水火命门,结合易学思想把中医学的阴阳思想发展到一个新的高度,从太极到两仪阴阳,又从"先天无形之阴阳",再化生为"后天无形之阴阳,以元阳之火论功能,以元阴之水论气血津液和脏腑,以水火为关系,体现了阴阳互根与阴阳互制,他沿着水火命门的思路,深化了中医对命门火衰和真阴耗竭疾患的认识,其所制定的左归丸、右归丸实用而有效,丰富了方剂学理论。张介宾晚年尤其重视补益阴精,因大剂量用熟地黄,而得"张熟地"之绰号。

左归丸阳中求阴,气中生精,以滋阴补肾为主,滋阴之外,以鹿角胶补阳填精,使阴得阳升而泉源不绝(熟地黄、山药、山萸肉、枸杞、龟板、牛膝滋阴益精;鹿角胶、菟丝子补阳)。

右归丸阴中求阳,精中生气,以温补肾阳为主,壮阳之外,以熟地黄大补真阴,阳得阴助而生化无穷(肉桂、附子、菟丝子、杜仲、鹿角胶以温补肾阳;熟地黄、山萸肉、枸杞、当归以滋阴)。

第四节 崇阳与温补思想

一、古代崇阳思想对中医理论的影响

阴阳学说作为一种思维方法对中医学理论体系的构建和发展具有深刻的影响。由于各个时代思想文化差异巨大、社会环境变迁及疾病谱的改变,中医理论中出现了崇阳或崇阴的不同认识,在此基础上形成了温补或养阴等不同医学流派。探讨这些学派的思想文化根源,正确评价不同医学流派在中医学理论发展中的作用,对中医学理论的发展和创新具有十分重要的意义。

(一) 阳气——人身之大宝

阳气是人生命的根本。它具有温养、防御的功能,阳气主动、主热,人体内如果有充足的阳气,就可以使我们保持恒定的体温。一些人平时到了冬天,手

脚就一直冰冷,无论怎么捂也捂不热,或者是冬天怕冷夏天怕热,这就是体内阳气不足的表现。如果人体内的阳气能很好地发挥卫外固密的功能,就能真正做到冬不怕冷夏不怕热。可以说,阳气主导着人体生、长、壮、老、已的生命过程,也就是肾气(肾阳)的推动作用。

阳气不仅能温养、防御,还能养神,可以使精神爽慧,心态健康。充足的阳气可以使我们保有旺盛的精力和体力,如果一个人总是萎靡不振、慵懒乏力,那他一定是体内缺乏阳气。如春困或饭后犯困就是阳气不足的表现,要解决这些问题,就要多多运动,适量而不剧烈的运动最有助于体内阳气的生成。一个阳气充足的人杂念很少,遇事积极向上、乐观而开朗。此外,阳气还能推动气化。中医称人体的生命活动为气化,西医称之为新陈代谢,人体内的物质与能量之间的转化动力就来源于阳气的代谢。

(二)崇阳思想的儒家哲学渊源

儒家立足于"乾"卦(《周易》即以乾卦为首),既突出乾阳刚健自强不息的精神,又借以阐发乾尊坤卑的伦理等级观念,如三纲五常强调君君、臣臣、父父、子子的封建统治秩序,可以说是崇阳重阳思想的重要体现。

孔子提倡"知天命",宣扬"畏天命、畏大人、畏圣人之言",把"天命"同"大人""圣人之言"视为三位一体的东西,以此来论证君权神授,即君权是由天命决定的,强调了君臣、父子、兄弟、夫妻、朋友这些宗法氏族的等级秩序,就体现了尊阳的思想。而"亚圣"孟子亦主张"存其心,养其体",培养"至大至刚"的浩然之气。到了汉代,董仲舒又提出"罢黜百家,独尊儒术",并提出天人合一和天人感应说,他把自然界的天塑造成为有意志的人格神,把人间的一切都说成是上天有目的的安排,自然和社会的一切变化,国家的兴亡,都是上天的意志体现。他言"君臣、父子、夫妇之义,皆取之阴阳之道。君为阳,臣为阴;父为阳,子为阴;夫为阳,妻为阴",认为阳永远是主体,阴永远为附庸,体现了男尊女卑、阳强阴弱的尊阳思想。

二、从崇阳思想谈温补学说

阴阳是中医学的根本,而崇阳与滋阴是中医界永远的争论。扶阳学派源远流长,而其中最著名的医家莫若张介宾、黄元御、郑钦安等。

(一)崇阳思想对中医理论的影响

崇阳思想最初源于古代先民对火与太阳的崇拜和敬畏,这种崇阳黜阴的学术思想渗透到《黄帝内经》学术体系,形成了中医特有的扶阳观。崇阳思想源于《周易》,乾卦为首卦,誉为天卦、父卦。乾卦六画均为阳爻,用以象天,以代表纯阳刚健之物。如《周易·说卦》言"乾,健也","乾,为天,为君,为父";《周易·乾象》道"大哉乾元,万物资始,乃统天"。《周易》认为乾元乃自然界万物赖以资始的动力,此元一动则天地日月万物皆动,且是永恒的运动,这种运动贯穿于事物的始终,影响着事物的发生与发展。

在《周易》和儒家"乾刚元阳"思想的影响下,中医非常重视人体阳气,自《黄帝内经》起,历代不少医家都指出了人体阳气在生命中的主导作用,并以此说明人体的生理、病理及指导疾病的防治。《素问·生气通天论》说:"阳气者,若天与日,失其所则折寿而不彰。"人体与阳气的关系,就像天和太阳的关系一样,要是丧失了阳气的作用,人就会减损寿命,所以阳气是生命的根本。《素问·生气通天论》还提到"凡阴阳之要,阳秘乃固",要即要旨、关键之意;固为密固、固守、保卫之意。人体阴阳平和协调的关键在于阳气的致密而固护,阳气固密于外,阴气才可固守于内。此说不仅表明阴阳双方保持相对平衡协调的重要性,而且强调了阳气在人体阴阳平衡协调关系中的主导地位和作用。此外,医圣张仲景也非常重视阳气和扶阳,他对干姜、附子、桂枝的使用频率极高,在《伤寒论》113方中,温阳方药占了大半,可见张仲景对阳气的重视程度。

(二)"阳常不足,阴本无余"的温补学说

明代温补大家张介宾作为温补学派的中坚,发展了阴阳学说和命门学说,成就颇大,影响颇深。他擅辨虚寒,擅用温补,反对滥用寒凉攻伐,力驳朱丹溪等力主寒凉而产生的时弊,倡温补学说,创制左右归丸、左右归饮等温补名方,至今为后人沿用,对中医学的发展起到积极推进作用,是领导学术潮流的一代名医。其《类经》也被认为是《黄帝内经》注本中质量较高的,对中医理论的研究和传播作出巨大贡献。后人誉之为"医门之柱石",其追随者不乏其人,如张石顽、高鼓峰、吕留良等,叶天士对其亦甚是心服。

张介宾非常崇尚阳气,认为元阳、真阳乃人身之"大宝",没有元阳的作用,人就没有生机。在这个基础上,他提出"阳常不足,阴本无余",倡导温阳,尤其应重视肾及命门,成为温补派的主流。张介宾阴阳论根本的观点是"阳常不足,阴本无余"。这是对刘河间、朱丹溪"阳常有余,阴不足"及"气有余便是火"观点的批判。张介宾在《类经附翼·大宝论》中论述了阳气的重要性,认为阴气的生成和衰败都以阳气功能作用为主导,在生命过程中"难得而易失者惟此阳气,既失而难复者亦惟此阳气",得出了"阳非有余"的结论。同时,张介宾

并不只偏重阳气而忽视阴精,他强调"阴以阳为主,阳以阴为根",认为阴与阳是质与气的关系,真阴"正阳气之根"。阴阳亏损的表现虽然各有侧重,但在病理本质上是因果关系。这样,"阳常不足"和"阴本无余"是并存而不悖的,既然阳非有余则当慎用寒凉攻伐,阴常不足则须重视滋补精血,这一辨证方法为临床实践提供了指导,对当时的滥用寒凉攻伐流弊起到了纠偏作用,与朱丹溪的学说相比,张介宾的阴阳理论应该说是比较全面的。

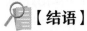

【结语】

哲学泰斗任继愈先生在《中国哲学发展史(秦汉)》中说:"汉代所出现的医学理论,是运用阴阳五行学说对以前积累的医学资料进行整理的结果。由于从董仲舒开始,阴阳五行说已经成了儒家学说的一个基本组成部分,所以儒和医之间的联系也建立起来了。后世有不少医家都认为,作为医,如果不懂得儒家那一番道理,就只能是个庸医。这种情况也表明,中国的医学,乃是儒家哲学为父,医家经验为母的产儿。"这段话充分表明了儒学与中医学之间水乳交融的复杂关联。可以说,中医本身从某种意义上说就是中国哲学的一个分支、重要组成部分,中医就是哲理医学。

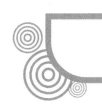

第八章　中医生命观

【阅读导引】

老子云："道生一，一生二，二生三，三生万物。万物负阴而抱阳，冲气以为和。"中医根植于中国传统文化，在继承和发扬古代哲学思想的基础上用阴阳、五行、精气、气化来解释生命。自然界万事万物有其发生、发展的规律，万物有道，人亦如此。自然界一气化阴阳，阴阳相互交感化合，维持着动态的平衡，表现出自然界的纷繁复杂。可以说自然界的万千气象是气化的结果。人遵循自然之道，与自然同源同理，人的生命现象也是气化的综合表达。

生命是具象的形体与意象的功能状态的综合表达。客观形体与功能的完美和谐就是健康、平和的状态。用阴阳来描述即阴阳平衡、阴平阳秘。当各种原因导致人体平衡被打破时，为失中和，此时人体会出现疾病。中医运用意象思维，执简驭繁，将人体的各种病理现象与自然界风、寒、暑、湿、燥、火的现象相类比，归纳出六种病因之象；情志失常导致的病理之象用气机失常之象来概括。

针对"失中和"的疾病观，中医治疗疾病的核心思想是将失衡的状态调整回平衡。临证依据个体阴阳的偏盛偏衰、虚实差异、气机失调及情志失常的不同而进行相应的治疗。具体治疗原则包括因势利导、三因制宜、补虚泻实等。在治疗过程中尤其强调抓住疾病的本质，治病求本。

第一节　中医生死观

一、生命与天地的关系

（一）古代神话与生命起源

关于生命的课题，哲学、生物学及社会学都有不同角度的阐释。而中医论及生命离不开中国传统文化的土壤。列维·斯特劳斯认为"神话是记录人类进化史的最好载体"。"盘古开天""女娲造人""后羿射日""女娲补天"等中国古代神话中记载着许多关于世界、人类起源的故事。目前,接受了达尔文进化论及现代科学的人们可能仅仅把神话当作故事看看,大多数人不会去细究神话中蕴含着什么文化脉络及民族思想。但是,当我们想要了解传统医学——中医,想要系统学习它的理论时,就需要模拟古人的思维去思考世界、思考人类。这时,首先需要拿出尊重并接纳古人所思所想的态度。

有关生命与天地,我们从中国古代神话中的一位大神——创世始祖"盘古"说起。三国时期吴人徐整著有《三五历纪》,其中有关于盘古的最早记载。"相传很久很久以前,天地未分,世界一片混沌,没有光,也没有声音。这片混沌像一个巨大的鸡蛋。鸡蛋里睡着巨人盘古,他在这里沉睡了一万八千多年。有一天,盘古醒来了,他想伸展一下筋骨,却发现自己被紧紧包裹着。盘古很不舒服,于是,他拿起身边的大斧,用尽力气挥舞下去,一阵巨响过后,混沌被劈开,其中清新的气体飘飘扬扬升到高空,成为天;厚重浑浊的缓缓下沉,越来越低,最后变成大地。天地分开后,盘古担心它们会重新合在一起。于是他分开双脚,稳稳地站在地上,伸长胳膊,顶住了天空。盘古的身体不断长高,直到天不再长高,地不再增厚,盘古成了一个顶天立地的巨人。从此,天地分开,宇宙变得清朗不再混沌。累极了的盘古倒了下去,他的身体发生了巨大的变化。双眼变成了日月,泪水变成万点繁星,呼出的气息变成了四季的风和飘动的云,发出的声音化作了隆隆的雷声,他的四肢变成了大地的东、西、南、北四极,肌肤变成了辽阔的大地,血液变成了奔流不息的江河,汗水变成了滋润万物的雨露,毛发变成了草原和森林,躯干变成了五岳。"

盘古开天辟地的神话故事蕴含着古代哲人关于天地与阴阳及天地人关系的论述。

(二)一气周流

"盘古开天辟地"故事中世界的原初状态是"天地未分,一片混沌……"而盘古这位大神创造了天地,并用自己的身体创造了我们生存的世界。"身体化万物"体现了古代哲学中"天地万物一体,均是由'气'这种基本物质构成"的观点。

那么,气的含义由何而来呢?《说文》有:"气,云气也"。它是古人通过观察天空中云的升降聚散变化,以及空气的流动形成风这些现象之后,运用观物取象思维得到的结果。除了云气,古人也感知到了人呼吸时的呼吸之气,出汗的汗气,小便时的热气等现象。通过对这些现象的观察与体验,古人进行了诸多联想与推理,认为天地自然的变化和生命活动都是有形和无形的气不断升降聚散运动而衍生变化的,由此引申、抽象、提炼出了哲学中气的概念。即"气是一种无形的、运动不息的精微物质,它弥漫、渗透、充斥在宇宙时空之中"。

气不断地运动,升降出入,在运动过程中产生各种变化。天地之间的万象都是气运动变化的结果。生命以及更高级的人都是万象中的一种,也是由气构成的。区别仅在于万物之灵——人是禀受天地之气最全面的,而其他生命禀受天地之气有偏差,不够全面。由此,我们说气是宇宙万物的本原。中医学中的气,来源于中国古代哲学。中医经典著作《黄帝内经》之《素问·宝命全形论》篇提及:"天地合气,命之曰人……人以天地之气生,四时之法成。"均描述了人是天地之气相合变化的产物。中医继承和发扬了观物取象的思维认识生命,比如对健康与疾病病因的认识方面也极丰富地运用了这种思维方法。

(三) 天地、阴阳、生命

神话故事中,一团混沌被劈开后,其中清轻的气上升为天、为阳;另外一些重浊的气下沉,为地为阴。此时,混沌的"一"就变为了"二"。气由一种物质存在分为了不同的阴和阳。

这里的阴阳已经具备了哲学的内涵。阴阳是一对互相关联、又相互对立的代表。以阴阳最初的含义"日光的向背"来联想。阳是向日的,向日的地方明亮、温暖,富有生机;背日的地方阴暗、凉爽,相对宁静。还可以继续阐发,就有了方位的上归为阳,下归为阴;质地的轻清归为阳,重浊归为阴;动作趋势的上升归为阳,下降归为阴;清气上升至极的天自然而然属性为阳,浊气下降至极的地自然其属性为阴。

属阳的天和属阴的地分开后,并非没有关系了。因为它们同源同宗,即使盘古大神用尽力气使它们不再合在一起,但天气和地气之间还是不断地发生着联系。我们把这种关系叫作"交感",也就是"阴阳之间的交相感应"。地气与天气之间交相感应的结果就是化生万物。这又回到了生命诞生的命题,更确切的描述就是天气与地气交互作用,阴阳二气相感、相化,交相感应然后万物化生。阴阳二气在交感的过程中又有对立制约、互根互用、阴阳转化和阴阳自和的关系,但总体上天地自然、生灵万物均遵守阴阳的动态平衡这一规律。

阴阳二气遵循它本自具有的潜在规律,在天地间升腾降伏,流转变化。气,带着水分,还有阳光的温度,使大地上具备了相对均衡的阳光、水和空气。这些都是生命所需要的元素。经过亿万年时光的洗礼,最终生命诞生。

（四）天人同理

天地间阴阳二气不停地交相感应、消长变化。古人又将天地阴阳二气消长变化的不同阶段用"木、火、土、金、水"来表达,具体而言,阴阳清浊二气,交感运动升降不已的状态为土;阳气半升状态为木;阳气继续上升至升腾状态为火;阳气升到极致,发生阴阳转化,体现出阴的收敛、下降的力量;阴半降状态为金;阳气继续收敛,阴全部降下的状态为水,这就是五行。木火金水所表达的阳气之升降称为"四象"。四象轮转,就形成了一年的春、夏、秋、冬和一日的平旦、日中、日落及夜半时分。

这样看来,所谓的阴阳、四象、五行,其实质均是天地之气的运转变化而形成的现象。古人继续观物取象思考,阳气的源头为太阳,半升状态,有无尽的上升的力量,温度适宜,人们感觉到舒服,心情愉悦。所以就有了木的意象——升发、条达、温和、发散等;同样的思维方式,进行阐发,有了火的意象——升腾、炎热、明亮;金的意象——收敛、下沉、清洁、肃杀、落寞;水的意象——湿润、寒冷、收藏、阴暗;土的意象——化生、变化、承载;等等。

人居于天地之间,天地、自然、人身同理。人的生命现象与所处环境息息相关。古代哲人在《孟子·尽心》中已体现出"天人合一"的思想,北宋哲人张载最早提出了"天人合一"的命题。在天人合一观念指导下,人和自然处于完全统一的整体结构下,不再是主客体对立关系,二者相互影响,互相转换。中医继承了古人这种哲学思考,研究人体时发现脏腑功能可以用五行之意象来概括。比如肝疏泄气机使人体气机条达,气机条畅则心情舒畅,所以肝五行属木;心跳动不息,运行火红的血液,血液是温暖的,温暖全身,故心五行属火;脾胃主管消化吸收,吃进去的水谷转化为人体需要的气、血、津液等精微物质和不能利用的糟粕,转化的特点非常明显,所以脾胃五行属土;肺位置最高,主管呼吸,人只有深深地吸气,才有可呼之气,肺总体气机是向下的,所以肺五行属金;肾的功能在人体水液代谢中起着至关重要的作用,并且肾有封藏精的力量,所以肾五行属水。古人继续思考,阐发,不断地归纳推演,最后将人体归纳为以五脏为中心的五大系统,每一系统又与外在的季节、气候、音律、味道等相通,这样自然形成了天、地、人一体的五大系统。

在这种思维模式下,中医自然而然地会从系统的、整体的角度去思考人、思考人身脏腑的生理功能和疾病状态。比如人体阴阳二气也受自然界阴阳变化的影响表现出昼精夜寐的作息规律,以及疾病状态时"旦慧、昼安、夕加、夜甚"的变化等,这就是中医的整体观。可归纳为人是一个有机的整体,人与环境是一个有机的整体。

二、生命现象

（一）生命的表现形式——气化

《素问·阴阳应象大论》言："味归形,形归气;气归精,精归化;精食气,形食味;化生精,气生形。味伤形,气伤精;精化为气,气伤于味。"这是关于生命的表现形式——气化的描述。"气化"即天地之气不断运动所产生的各种变化。它不仅仅限于人类,所有生命,包括我们看到的万事万物、千姿百态都是气化的结果。植物的生长、繁茂、成熟、收获及最终回归大地是气化的结果;动物从出生、长大到成熟、衰老及死亡的历程也是气化的形式。再具体到人类,人的物质与能量的转化、代谢过程——即新陈代谢,也是气化。可以说,大家能想象到的各种变化,比如脏腑的功能,心的搏动、肺的呼吸、肝的藏血、脾的运化、肾的主水还有气血的运行,饮食物摄入体内后转化为营养物质以及糟粕等,都是气化的体现。气化无时无刻不停地进行着,它是生命的基本特征。

气化如此之广泛,从这个角度来谈论人体是一个有机的整体更是无可非议的。临证时从气化的角度进行解释并治疗疾病对很多看似毫无关联的症状能起到抽丝剥茧、寓繁于简的效果。

（二）主宰生命历程的神秘物质

人的一生,谁也脱离不了"生、长、壮、老、已"的生命规律。用现在时髦的一句话叫作"向死而生"。我们所看到的生命历程是气化形式的外显,那又是什么主导了生命这一过程呢?

《素问·上古天真论》曰："女子七岁,肾气盛,齿更,发长;二七,而天癸至,任脉通,太冲脉盛,月事以时下,故有子;三七,肾气平均,故真牙生而长极;四七,筋骨坚,发长极,身体盛壮;五七,阳明脉衰,面始焦,发始堕;六七,三阳脉衰于上,面皆焦,发始白;七七,任脉虚,太冲脉衰少,天癸竭,地道不通,故形坏而无子也。丈夫八岁,肾气实,发长齿更;二八,肾气盛,天癸至,精气溢泻,阴阳和,故能有子;三八,肾气平均,筋骨劲强,故真牙生而长极;四八,筋骨隆盛,肌肉满壮;五八,肾气衰,发堕齿槁;六八,阳气衰竭于上,面焦,发鬓颁白;七八,肝气衰,筋不能动,天癸竭,精少,肾脏衰,形体皆极;八八,则齿发去。"这段文字描述了人类生、长、壮、老、已的生命规律。之所以有此规律是因为隐藏的神秘物质——肾精的盛衰变化。

那么，又有问题了，什么是"精"？中医学中精有广义和狭义之分，广义之精泛指构成和维持人体生命活动的精微物质，它指一切精微物质，包括气、血、津液、水谷精微等。狭义之精，是禀受于父母而贮藏在肾的生殖之精。强调其生殖繁衍能力。狭义之精很明确，而广义之精内涵广大，不好细述，所以又派生出了根据来源划分的先天之精和后天之精。先天之精是指来源于父母，藏之于肾的生殖之精，它是构成胚胎发育的原始物质，是生命的根本，故称先天。出生后，先天之精仍旧起着促进和调控个体生长发育的作用。但先天之精还需要后天之精不断地补充才能够充盈，以发挥它的力量。后天之精就是饮食水谷化生的水谷之精。水谷之精输布至脏腑，为脏腑提供支持时，称为脏腑之精。脏腑之精在满足脏腑的生理活动需要后，其剩余部分贮藏在肾。先天之精和后天之精同藏于肾，二者相互交融，成为肾精。潘毅教授将肾比喻作"银行"，精就像流通中的货币。货币通过银行的调控流通更加流畅、合理。精依靠肾不断贮藏又不断地供给，循环往复，以保证脏腑功能的正常发挥。所以可以说，肾精在我们的生命历程中起着主导的作用。

精是以什么样的方式存在于机体，具体又是如何发挥作用的呢？《管子·水地》有："人，水也，男女精气合，而水流形""水-精"提示精的状态是液态。液态的水精如何流动而发挥它推动生长发育的作用呢？古人仍旧是运用观物取象，效法自然，天人合一的思维。自然界中大地上的水在太阳的照射下升腾而上为云，天上云气聚集后下降为雨，构成含水分子的大气在天地之间流转。人体也如此，肾位置靠下，为地，肾所藏之精在肾阳的蒸煦下，氤氲化肾气，肾精肾气互化互合而成肾中精气，精气蒸腾向上，推动、调控脏腑气化，推动机体的生长发育与繁殖。

肾精化肾气这一过程让我们更加体会到气化力量之壮观，气化之美……

（三）神——生命的高级表达

马克思说过，"人与动物最本质的区别在于人能制造和使用工具"。这是外部显现的事件，那是什么导致人有这些行为呢？是意识。人有不同于其他种类生物的情感、意识形态。在中医，这属于"神"的范畴。但中医表述的神不仅仅限于情感和意识。

中医学中的神分广义之神和狭义之神。广义之神是人体生命活动的总的外在体现。可以说，我们遇见一个人，瞬间捕捉到的全部特征都是他的神的体现。比如我们遇到一个青壮年，感觉他头脑清晰，思维敏捷，反应灵敏，身体活动灵活自如，身体结实，这些都是他的神的体现；抑或遇到一位老年人时，感觉他的思维很清晰,但反应比较迟钝,身体有点儿弱,行动不太灵敏,等等,这些也是他所具备的神的体现。可以说我们都是独一无二的个体,每一个个体都有自身的状态,这些都归属于神。由此,我们可以看出广义之神不仅表达精神、思维反应这些方面,同时也表达我们的身体机能状态。狭义之神特指人的精神、意识、情感、思维等精神活动,包括魂、魄、意、志。中医认为神这种形而上的状态其物质基础是气血,与化生气血的脏腑关系密切,所以神、魂、魄、意、志分别归属心、肝、肺、脾、肾五脏,称为"五脏神"。

神在传统文化中是一个比较复杂的概念,具有多重含义。狭义之神古代医家又分出元神、欲神和识神。元神来自先天,它每时每刻都在不自主地发挥作用,相当于现代心理学中的潜意识。欲神是人的生物本能,比如摄取食物的本能、性本能等,是为了满足心理需求的一种冲动。识神是表示思虑、意识等心理活动的,识神又叫"思虑神"。

魄代表与生俱来的,较低级的,本能的精神心理活动。比如耳听目视、饥渴感、冷热感、疼痛感这些感觉。《灵枢·本神》有"并精而出入者谓之魄",认为魄由神派生和统领。

魂类似于思维意识,情绪,情感,是比魄更高级的、非本能的精神心理活动。魂并非与生俱来,它是随着人的发育,受教育以及个人后天努力,心智逐渐成熟而形成的。《灵枢·本神》言"随神往来者谓之魂",魂在识神的支配下进行活动,当神魂不相随,魂不舍守时会出现眼神呆滞、幻听、幻视等精神症状。

意主要与记忆、思考、注意、分析等认知活动有关。思虑过度,会使意出现异常,表现为发狂、心中烦乱、记忆力减退、健忘、腹胀、便溏等。

志也分广义和狭义。广义的志泛指各种精神心理活动,如神志、情志等。狭义的志相当于现代心理学的动机和意志。

第二节　中医形神观

一、形之状态与神之现象

人既包括精神,也包括物质实体。物质实体也就是"形"。气聚而成形,散而无形,可以说人体能够看得见摸得着的就是形。中医学的形包括五脏六腑、形体官窍、四肢百骸等有形的躯体,以及人体的基本生命物质"精气血津液"和经络腧穴。

中医学中有关"形"的理论是建立在实体解剖基础之上的。《黄帝内经》中有多篇记载了脏腑解剖和不同脏器具有的解剖生理特点。从其条文记载中可以看出,在当时的历史背景下,中医理论借鉴的解剖学还相当粗糙。《黄帝内经》认为形体不仅仅是生命构成的必要条件,还是产生脏腑功能活动的基础。正常的形体结构是产生人体气机和精神、意识活动的场所。只有达到"形气神兼备"才能构成完整的人体生命。

神无形可见,我们通过其现象去体察它。神之现象包括人体生长壮老已的整体生命现象以及脏腑功能的外部反映。另外还有人的精神、意识、思维活动过程的外部体现。它是人体所有脏腑及形体官窍功能的综合体现。正常时神功能发挥得当,人总体表现为精神饱满、神志清晰、分析问题时思维敏捷、反应灵敏、表情丰富自然、动作灵活、体态自如、没有不适感觉等,这就是人"有神"的表现。当神的功能低下时人会出现精神萎靡、语言不清晰、表情淡漠和呆板、反应迟钝、脸色晦暗等,这种现象也称"无神"。

二、天人合一、形神合一的整体观

(一) 形与神俱的生命状态

"形"是生命活动的载体。生命功能活动即"神"。《素问·六微旨大论》有"升降出入,无器不有……器散则分之,生化息矣"。指气的生化离不开有形之体。气化是神形相合的结果。有了神的调控,人体的形才具备了气化的功能,而成为气化结构。形为阴,神为阳,形神之间遵循阴阳的相互依存、相互为用以及消长平衡等关系。

生命是一个奇迹,整个生命的生长、发育、成熟、衰老乃至消亡是神引导着形产生的。张介宾在《类经·藏象类》曰:"故人之生也,必合阴阳之气、构父母之精,两精相搏,形神乃成。"说明"人"是形神合一的复合体。生命伊始,父母两精相合成为胚胎,此时,支配胚胎发育的神同时具备。这有点像染色体上携带的遗传密码——基因。在神的主宰下形逐渐发育为五脏六腑、五官、四肢、血脉、筋骨、皮毛等有形的部分。《灵枢·天年》云:"血气已和,营卫已通,五脏已成,神气舍心,魂魄毕具,乃成为人。"

所以说,一个具有鲜活生命力表现的人必须具备血气畅通、五脏功能良好、精神状态正常的表现,这样才是一个鲜活的生命体。反之,"五脏皆虚,神气皆去",即神不存在了,则形骸不能独居而会终老,生命消亡。

(二)天人合一的整体观与养生观

在漫长的生命历程中,人们逐渐发现、体悟到一些有趣的现象——不仅人的生命状态受自然界昼夜晨昏、春夏秋冬阴阳之气变化的影响,人的精神、情绪同时也会随之变化。比如某些情绪敏感的人在天气晴朗时会感觉愉悦,下雨天就会不开心;有些人遇到秋天,受秋风落叶的影响就会感觉悲伤;一天之中,清晨比较愉悦,晚上容易烦躁。多数情况,人会能动地进行调节,这些影响是暂时的,甚或很多人都没有感觉到。但有些人的自我调适能力减弱时,这种影响就比较明显了,甚至个别人出现季节性情绪失调症。学者研究发现外部环境、光照等可以激发机体的自主神经系统,释放一些介质从而引动躯体感觉。这些感觉与某种情绪支配下机体的反应一致或相似,所以人们在受刺激后会产生相应的情绪。中医很早观察到这些现象,并提出了天人合一的整体观。《黄帝内经》认为精气是构成世界的本原,也是构成人体的本原物质。精化气,气化神。借用古代哲学的气化理论对人与自然相应的现象做出解释。这种观点下"气"是天、地、人之间联系的中介物质,自然界的日月运行、气象变化和季节转换会通过气的运行影响人体气机升降出入,进而影响脏腑功能以及情绪、思维和神志的变化。

到此,我们对天人合一的整体观应该有了详尽的了解与认识。人本身是一个有机的整体,脏腑之间、脏腑与形体官窍等外部组织之间功能密切联系;同时,人还是形神统一的整体。神统御形的生长、发育、功能发挥,而形也能影响到神。另外,人与自然也是紧密联系的一个有机的整体。这种紧密联系在人体形和神两方面都有体现。

中医顺应人与自然的规律,提出了形神共养的养生法则。核心思想是人要顺应四时,顺应自然、合理饮食来养形;怡情益性、清心寡欲来宁神、安神。总之养形侧重于动,养神侧重于静,形神共养达到形神合一的最佳状态。

三、形神合一的现代阐释

(一)性格与体质

"龙生九子,各不相同",我们每一个个体都是独一无二的,都有自己独特的身体、性情和爱好。王琦教授研究中国人的体质,总结出两大类型,平和质和偏颇质,偏颇质又包括气虚质、气郁质、阴虚质、血虚质、血瘀质、湿热质、阳虚质和异禀质。所以习惯称中国人的九种体质。平和质的人气血阴阳和调,偏颇体质未达到"和"的状态,但仍属于动态可调的正常范围,但偏颇体质都有自身容易犯病的趋向。这些描述均指向于狭义上理解的体质,即偏向于身体机能。而其实体质概念是指禀受于先天,并受后天影响,在生长、发育过程中所形成的与自然、社会环境相适应的人体形态结构、生理功能和心理因素的综合的相对稳定的固有特征。人是形神合一的整体,体质也是生理和心理的综合体现。有学者进行了相关研究,发现了性格和身体素质之间关系的奥秘。比如女性较男性总体性格偏阴柔、内敛,女性较男性发生气郁质、瘀血质倾向和兼夹体质的更多;还有气郁和兼夹体质人群较多出现抑郁、焦虑、偏执、强迫、敌对、恐怖等情绪反应。性格还受群体文化的影响,每个民族都有自己的民族意识,例如在传统文化影响下,中国人整体意识形态讲究内外兼修,不主张挑战身体极限,而欧美人崇尚展现并超越自我,他们在运动上强调更高、更快、更强,所以在体质上也更高大、威猛、强壮,而中国人则显得纤细、柔弱和文质彬彬。

了解了性格和体质间的关系,我们可以通过针对性的训练提升身体素质,并同时运用心理学的方法打造个性。还可以通过学习改变认知、影响心性,从而调整身体。

(二) 关于心身疾病

心身疾病也称心理生理疾病,是以躯体疾病为主要表现,但其发生与心理和行为因素密切相关的疾病。目前随着社会进步、环境变化、生活压力等,现代人呈现的心身问题比例日趋上升。

心身疾病涉及的身体系统与疾病范围之广超乎我们想象。比如皮肤系统的神经性皮炎、斑秃、瘙痒症、银屑病、慢性荨麻疹、慢性湿疹等;骨骼肌肉系统的类风湿关节炎、腰背疼、肌肉疼痛、痉挛性斜颈;呼吸系统的支气管哮喘、过敏性咳嗽;心血管系统的冠状动脉粥样硬化性心脏病、原发性高血压或低血压、偏头痛;消化系统的胃十二指肠溃疡、神经性厌食、神经性呕吐、过敏性结肠炎、溃疡性结肠炎;泌尿生殖系统的月经紊乱、功能性子宫出血、经前期紧张症、原发性痛经、性功能障碍、功能性不孕症;内分泌系统的糖尿病、甲状腺功能亢进症;神经系统的紧张性头痛、睡眠障碍;耳鼻喉科的梅尼埃病;眼科的原发性青光眼、弱视;口腔科的特发性舌痛症、口腔溃疡等以及其他疾病如癌症和肥胖症等。

心身疾病多长期影响着患者,情志影响躯体,躯体的不适又进一步导致患者情志改变,成为一种负性循环。如何有效地打断这种负性循环是临床治疗中的关键。中医的形神合一、天人合一的整体观理念始终贯穿在病因、病机、诊断、治疗和养生理论等各个方面。历代医家在情志疾病治疗方面积累了丰富的经验。比如顺情从欲法、开导解惑法、移情易性法、暗示诱导疗法、音乐疗法、芳香疗法;以五行理论为依据的情志相胜法;以五脏神理论为依据的脏腑功能调整法、痰瘀扰神等理论指导下的祛痰化瘀、开窍醒神疗法等。这些既丰富了中医学理论体系也有效地指导着临床,在身心疾病的治疗领域起着重要的作用。

四、形神一体话健康

(一) 健康的状态——中和

人是形神合一的整体,二者相互化生、相互为用,共同支持着生命的存在与发展。正所谓形神相合者生,相离者死。人的意识活动必须依附于形体,方能正常运行;同样,形体也不能脱离神的主宰独立存在。形与神协调的状态即中和状态。"中和"思想是中医解释人体生理、判断病理以及诊断治疗过程中一直遵循的原则,是中医治病、养生的核心和灵魂。

"中和"理念源于中国传统哲学。《易经》说"一阴一阳之谓道";张介宾论太极有"太极动而生阳,静而生阴……阴阳为天地之道"。老子的《道德经》有"万物负阴而抱阳,冲气以为和"。在天人合一、形神合一的整体观念指导下,中医强调天、地、人的和谐,人的精神与身体一致;人与社会、自然平衡,这是一种"中和"的思想。

中和在一定意义上指事物不偏不倚、无太过与不及,保持平衡,处在适度、协调的状态。中医认为健康状态即人体阴阳在对立制约、互根互用和交感合和中能整体保持动态平衡、阴平阳秘;具体表现为气的升降出入协调、气血运行和畅;每一脏、每一腑自身阴阳平衡、和调,功能正常;五脏六腑之间气机平衡,整体生理功能和谐平衡。

(二) 脏腑气机相互协调,一气周流

天地自然,地气上升,天气下降,阴阳二气交感化生万物。万物和谐有序,一派中和之象。人拟自然,在下的气机升腾、在上的气机下降。脏腑当中,心肺位置居上,所以心肺的气机趋势是向下的;肝肾位置居下,所以肝肾的气机

趋上;脾胃居于中间,为气机升降的中间枢纽。故全身气机达成肝左升、肺右降,脾气升、胃气降,心气下降、肾气上腾的循环,一气周流,循环不息。

(三) 气与津液的完美结合

人体的气是运动性极强的,属阳的基本物质。气的运动性造就了它飘浮不定的特性。人体的血液、津液和精这些液态的基本生命物质担负了承载气的作用,使气有所依附。气无形属阳,液态的生命物质有形属阴,气与这些生命物质间构成了阴阳的结合体。

比拟自然界在太阳的光照下,大地的水跟随空气上升,实现"地气上为云";天上之气遇冷凝聚,下降为雨,实现"天气下为雨"的过程。人体的水分也跟随气周流全身。人体的水津来源是我们喝进去的水,水在脾胃运化的作用下,变成津液(人体有用的正常的水)。脾之气又具有带动津液向四周布散的功能。肾在五脏位置最低,应大地,肾又主管水液代谢。肾承接脾运输来的水,在肾阳的蒸腾下,化为肾气,肾气此时为阴阳合体,气水组合。肾气升腾,在此过程中,人体位置靠上的脏腑、组织得到了津液的滋润和濡养。肺位置在五脏最高,称为"华盖"。肺气肃降,接收蒸腾上来的津液后,又把津液向下、向内运输。综上所述,在肺、脾胃、肾的完美配合下,人体的气变为气液组合,气和津液在全身发挥营养、温煦、推动、滋润、濡养等作用,各脏腑均得到滋养。脾胃很好地化生精微物质供养全身,充养脏腑组织,成为气血生化之源;气血充足,神有所养,高级指挥系统功能协调平衡,其他脏腑也正常有序地工作,人体表现出综合的生命活力。

第三节　中医疾病观

一、失中和思想

《素问·生气通天论》指出"平人"也就是健康人的状态是"阴平阳秘,精神乃治"。这是一种中和的、阴阳平衡的状态。这种中和表现在人的机体自身形神统一,脏腑之间功能协调平衡,气血运行调和,津液代谢正常;另外,人体会能动的适应外部环境,与环境之间也处于一种动态的平衡。反之,机体自身或机体与环境之间的对立统一关系失衡了,失去中和时,就会发生疾病。

从气机的升降来看,正常状态时气机升降有序、畅通无阻,当气机升降的平衡失常时,可能出现气的过度上逆或过度下陷,也可能出现气过度外散或郁闭在内,抑或出现气的运行不畅、阻滞不通等失和现象。

从血液运行的角度来看,血液在脉管中很好地运行,到达全身各处。这是和谐的状态。当出现血液运行变缓、不通畅或者血液运行过快甚至溢出脉外,这些都是平衡被打破的失中和状态。

人体的水液也如此。正常情况下,水液承载着气在全身各处运行,发挥津液的滋润作用。如果津液太少,人会感觉到干燥;而当津液停聚时,会出现水液凝聚从而形成痰、饮或水肿。这是人体津液代谢的失和现象。

脏腑之间在功能上也是互相联系的,机能正常时它们彼此协调平衡,处于和谐状态,当其中的某一环节出现功能异常时,和谐的链条被打破。如果这种失和超过了机体自身的调节范围,则会进一步影响到其他脏腑。这也是失中和的表现。

二、导致失和的原因

(一)机体与致病因素间的斗争

中医认为人体疾病的发生、发展和变化很像敌我之间的斗争,整个过程是由两方面因素决定的,即正气和邪气。正气泛指人体的各种组织结构(脏腑、精、气血津液、经络等)以及它们所产生的生理机能、抗病和康复能力的总和。邪气,泛指导致人生病的各种因素。在这对矛盾的斗争过程中,正气强弱与否决定疾病的发生和发展趋向,正气是决定性因素;而邪气是发病的重要条件,邪正之间的力量对比决定着疾病的总趋势。

(二)寻找病因的踪迹

如何判断是什么原因引起的疾病,找到根本所在呢? 中医临证除了通过与病人交流直接获得信息外,还会运用自身视觉、听觉、触觉、嗅觉等感知功能,去感知病人的疾病表现,也就是感知外在的"象",然后与病因之象进行类比,分析病人当下的综合状态,最后推求出病因,这就要求我们首先对各种病因的"象"心下了了。

(三)自然界物候之象

立足于天地之间,一年又一年,古人对寒暑往来以及自然物候有了深刻的感知。感悟自然界阴阳变换之规律,总结出夏至一阴生,冬至一阳生;将自身农耕实践与自然界物候变化相结合总结出二十四节气;也深刻领悟到四季的寒、热、温、凉及风、寒、暑、湿、燥、火变化对人体的影响。

（四）人体失和之象

人体各脏腑功能正常时，身体会表现出正常的状态。比如脾胃功能强健，气血生化充足，人会表现为肌肉丰满、身体结实、食欲好等。这是脾功能良好的"象"，而当功能失常时，就会表现出食欲减退，消化功能减弱，大便稀溏，时间久了气血不足会出现肌肉瘦削等病理之"象"。对于脏腑的生理之象与病理之象，我们均可以结合脏腑的功能进行推导。这里主要介绍天人相应原理下，人与自然相感，人体之象类比自然之象的例子。

寒之象：寒冷的冬季，千里冰封、万里雪飘，尤其到数九寒天，更是滴水成冰。外界物品的触感都是冰冰的，人们的第一感觉就是冷。当人体阴阳失调、阴气偏盛时，即使不在冬季，也会出现冷的感觉。当然人体不会到冰冻的程度，但当阳气功能受阻遏或阳气功能低下时，气水组合中的水液代谢会受到影响，本来无形的状态会聚而成形，出现水液的清冷，比如鼻流清涕。这就像二十四节气中处暑节气过后的寒露，此时大自然的阳气下潜，整体温度变低，空气中的水分会凝集成露珠一样的道理。寒冷季节，冷风吹得皮肤痛，人体有寒时，阴的抑制占主导，气血运行受阻，容易出现不通则痛。这些是人体的"寒"象。

风之象：风是空气的流动。自然界的风，我们可以通过摇曳的柳枝、摆动的草木、开启的门窗感知到它。所以风的第一感觉就是动。风吹过肌肤，留下痒痒的感觉。人体也有类似的情况，古人通过取象比类将瘙痒和震颤、眩晕这类症状归属为人体有"风"之象。

火热之象：夏天气候炎热，人们出汗明显增多，容易口干舌燥，饮水也随之增多，小便变少、变黄，甚至热的人烦躁，人们自然就贪凉。这是太阳距离地球变近，大自然阳气隆盛所表现出的物象。但我们有经验，即使不在夏季，人体有时也会出现口干舌燥、喜饮冷、小便黄等现象。老百姓称这种情况为上火，这就是人体的"火热"之象。

湿之象：黄梅雨季，每日淅淅沥沥地下着雨，地面被水覆盖，长出滑腻的青苔；雨水淋湿的头发和衣物贴在身上，变得重重的，感觉很不舒服。人体也会自行出现困重的状态，此时感觉四肢困重，头沉沉的，就像裹着厚重的头巾，人很懒，分泌物也变得多起来，甚至发黏。我们把身体的这些现象称为"湿"之象。

燥之象：大地干燥时，会出现裂痕。少量的水泼在饥渴的土地上，很快便烟消云散。人体也有缺乏水分的时候，此时咽干口燥、喜饮，甚至饮水也不解渴。皮肤也变得干燥。这就是人体的"燥"之象。

机体会受大自然气候更替的影响而出现风、寒、湿、燥和火热之象,但当机体自身失和,阴阳平衡打破时同样会出现这些病理之象。

以上是比拟大自然的物候变化,取象比类而总结的人体病理之象。除此之外,人有七情六欲,当自我需求得不到满足时,就会有情绪。而随着人的社会化,社会关系中的事件对人的影响日趋突出。中医很早就认识到了与情绪相关的异常身体变化,总结出情志之象。如愤怒的时候,气机是趋上的。《史记·廉颇蔺相如列传》里记载了蔺相如因秦王不守承诺,欲强占和氏璧时"怒发冲冠"的故事;恐惧的时候,人体气机是往下的。因为人在适应自然的过程中,如果遇到危险的事情时需要逃跑,以躲避危机。但过度的恐惧时,气机趋下过度,人会面白、脱色,有的出现木僵状态,有的跌坐在地,甚至会有二便失禁的身体反应;受惊吓时,我们感觉心在胸腔中怦怦乱跳,像要冲出身体一般,身体发抖,不知所措。中医将情绪对身体的影响概括总结为"怒则气上、悲则气消、思则气结、喜则气缓、恐则气下、惊则气乱"。

可以感觉到,中医在分析、概括人体的象时是与生活、自然紧密联系起来,通过自然之象与人体之象的比较得出的。比如应天地自然之气的运行而总结的人体气机运行之象,将五脏、六腑功能纳入气机运行模型中,将人体内与外、上与中、下各部位均紧密地联系成一个整体;应外界气候的风、寒、暑、湿、燥、火之象,归纳总结人体的感觉。将疾病与人经历的事件结合,考量事件引起的情绪变化,归纳情绪引起的人的气机变化和身体表现。这些取类比象的思维方式朴素而形象,并且将人的生命自然而然地放在外部环境中去考量,强调人体自身、人与自然、人与社会之间的整体联系。这种思维方式,使中医拥有了无比开阔的视野。在这种思维方式指引下,中医在诊断、治疗疾病方面也是既把握局部,又重视整体联系。所以说,中医是全身考量、形神共调的整体医学。

第四节 中医治疗观

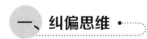

一、纠偏思维

中医认为人体的健康状态是中和的、平衡的状态。疾病状态则是中和被打破了,出现不平衡,并且超过了机体自身的调整范围。那么中医治疗疾病最核心的思维方法就是把人体从不平衡调整到平衡态,也就是纠偏思维。

人体的不平衡状态,从整体看有阴阳的不平衡,具体化一些,有气血的不平衡、脏腑本身和脏腑之间功能的不平衡。我们需要做的是,根据病人的临床表现加以分析,找到疾病的原因,定位不平衡所在。然后运用合适的方法,调整这种不平衡的状态。下面列举一些案例供大家体会这种纠偏的思维及方法。

(一)阴阳偏颇

一位女性,突然发热微恶寒(恶寒是中医诊断学里的专有名词,指身体感觉冷,接近热源或加衣被都不能缓解的状态),有汗出,咳嗽剧烈,有时会引发呕吐,口渴多饮,舌质红苔燥,脉浮大数。运用中医辨证,此案例起病急剧,结合发热、微恶寒,为外感。汗出咳嗽,再结合舌红苔燥脉浮大数认为是热邪袭表。通过案例分析是因为外邪导致机体阴阳失衡、阳偏盛的状态,病位在表。所以我们选择清除表热,使机体恢复平衡的状态,用解表清热的方法,本案例选择了临证常用的解表热的方剂银翘散,效显。(《中医辨证入门与病案全解》,人民军医出版社,2015:63)

山东中医药大学姜建国教授曾经分享他的一个案例,这是一位青年女性,20多岁,因发热感冒口服阿司匹林之类的解热镇痛药,大汗出,被褥全部湿透。此后发热止,但上午起床时,左手稍一用力,腕关节就脱臼了,自己到医院外科做了手法复位。回家午睡醒后翻身时,左髋关节又脱位了。患者脱位后疼痛剧烈,被家人抬到医院,髋关节脱位不容易复位,费了很大的劲才复位成功。这以后,三天内腕关节、髋关节连续性地脱位。脱位后复位不是根本解决之道,所以求助中医。当时诊查病人时,发现病人手很凉连及腕部,病人自述从小就容易冻耳朵、冻手、冻脚。所以考虑此人"内有久寒",体质上有阳气不足。因为现在最大的痛苦是反复脱臼,而脱臼原因考虑是筋脉韧带力量不足,中医理论肝主筋,所以从厥阴肝寒的角度入手,开当归四逆加吴茱萸生姜汤。3天后药服完,再回来复诊,患者在家人陪同下自己走上楼梯,并述服第一付药后仍有一次脱位,服完第二付药后没再脱位,现已连续两天未复发,也敢下地走路了。此案例是一个稀少、奇特病案,无其他经验可借鉴,临证是综合患者所述,在中医理论基础上结合六经辨证、脏腑辨证用药的。通过体质的判断,寒盛导致筋脉得不到温养,功能减退,通过温养肝脉、温经散寒的方法进行治疗,效果显著。

著名心理学家武志红在其所著的《身体知道答案》中也分享过一则案例。一位退休教师在深爱的妻子遭遇车祸去世那年,他变得特别怕冷。此后体质开始变差,经常感冒,衣服也越穿越多,近两年夏天他都要穿多条裤子和十件衣服,冬天甚至穿几十件衣服还是冷。根据案例怕冷的起始原因看,这是一例因情绪刺激后导致的以躯体怕冷为突出表现的案例。俗话说,心病还需心药医。此种案例还需要帮助患者打开心结,身体症状才能得到根本的改善。

从这几个案例我们可以看到人体这个有机体,在生活过程中可能因为单纯的外界因素或自身体质因素再加上被某些事件诱发,而出现机体阴阳不平衡的状态,阴阳不平衡后有典型的"阴的寒冷"和"阳的热"的特征。

对阴阳的偏颇,我们治疗时采用最朴素的思维方法就是阴或阳多了,那就用温通或清热的方法将多余的阴或阳去掉;如果阴或阳少了,那我们就用补阴或补阳的方式将少的这一部分补齐,从而达到阴阳的平衡。

（二）虚实差异

一位十二岁的男孩,家长诉说主要想解决的问题是患儿不思饮食、食少。起初因春节期间食零食及肥肉较多,并且每天看动画片,运动较少,出现了腹胀、不欲饮食。西医诊断为功能性消化不良,曾服健胃消食片、多潘立酮等药治疗。服药后有效,但容易反复。元宵节又吃了大碗汤圆后觉得胃脘闷胀不舒,嗳腐酸臭,不欲饮食。查舌暗红,苔白厚腻,脉可。此案例为典型的因饮食不节制外加运动少而导致的饮食积滞。(《中医辨证入门与病案全解》,人民军医出版社,2015:15)对机体而言是营养物质多了,超过机体需要的实性案例。这类案例除了使用药物进行消食导滞外,还需告知家长要正确引导孩子养成良好的生活习惯,才能根本解决问题。良好的饮食和生活方式是健康的保障,现代人很多不适和不良生活习惯相关联。比如现在临床上越来越多发现的阳虚、寒湿病象和人们吃冷饮、户外活动少等生活习惯密切相关,需要引起足够的重视。

一位三十一岁女性患者,半年前因为难产出血较多后经常感觉头晕,上个月月经复潮,但月经量少、质稀颜色淡,并且感觉头晕加重。患者饮食量少,自觉手足麻木,偶尔有心悸,身体不适以致不能坚持工作。面色淡白,唇色浅淡,苔薄白,脉细弱。此案例病程已经半年有余,病源起于难产,失血过多。面色淡白、肢麻脉细、月经量少、色淡等都提示血虚充养不足之证,为血虚证。(《中医辨证入门与病案全解》,人民军医出版社,2015:77)

简单说,实就是多了,虚就是少了。邪实可能有寒、热、气、血、水的多,分别为实寒、实热、气郁、血瘀、痰阻;虚也有气、血、水、阴、阳的不足,分别称为气虚、血虚、津液不足、阴虚和阳虚。中医针对虚实案例,采用的方法仍旧是补虚泻实。

（三）气机逆乱

除了考虑客观物质的过多与不足之外，人还是一个气机流转的整体，气的升降出入运动无时无刻不在发生。人体脏腑功能的整体发挥也依靠各脏腑之气的协调平衡。我们把气的升降出入平衡协调和气运动通畅无阻的综合状态称为气机调畅。当气的运动出现异常时会有气的运动不利、运动受阻甚至瘀滞不通，如"气机不畅"和"气滞"，或者升降出入平衡失调的"气逆""气闭""气陷"和"气脱"。

人体正常的气机表现：肺以肃降为主，主管饮食物消化、吸收的六腑的气机以下降为顺。当这些脏腑受干扰时会出现气机上逆，功能障碍。而肝的气机是升动的，它本身有上逆的内驱力，所以也容易肝气上逆。肺气上逆多表现为咳嗽、咳喘；胃气上逆多有呃逆、打嗝、嗳气、反酸等；肝气上逆则人易怒，可能头晕、呛咳，甚至发生脑血管意外。气滞时因为气的不通，人体会有憋闷、憋胀、胀痛等感觉。结合定位指征，胃气瘀滞时会有胃部的胀闷、胀痛；肠胃气滞有腹胀、腹痛；肝气不舒、肝气郁滞会有胁肋部憋闷、走窜性疼痛、乳房的胀痛。

针对气机的逆乱，我们审证求因，辨证论治，让逆的降，滞的通，恢复到气机平衡状态。

（四）情志致病

科学家依据人在不同情绪状态下身体能量的分布绘制了能量小人，然后发现情绪可以导致人体的能量分布发生变化，让人有身体冷暖的不同体验。过度悲观沮丧会导致躯体怕冷，如前面提到的怕冷的退休老教师。关于身体怕冷的感觉与抑郁情绪的相关性已被证实。

现代研究发现微生物-肠-脑轴是肠道与大脑间的双向信息交流系统，涉及神经、免疫和内分泌机制。有人称肠道是人类的"第二大脑"，提出"肠脑"。这就导致很多情绪变化会引起不思饮食、腹胀、反酸、呃逆、嗳气等胃肠症状；情绪堆积，得不到及时处理会引发浅表性胃炎、慢性胃炎甚至于胃癌等。

中医理论充分总结了情绪变化对气机的影响，用气上、气消、气结、气缓、气下、气乱高度概括了七情作用于人体后表现出的躯体征象，临证我们可以将这些病理表现与问诊相结合，辨识病因，在遣方用药解决躯体症状的同时还需引导患者调适心情，才能从根本上解决问题。

中医治疗情绪病有着丰富的经验。如《三国志·魏书·华佗传》记载：有一位郡守患了疾病，华佗诊查后认为只有大怒才能治好郡守的病。于是他接受郡守的财物却一拖再拖不给郡守治疗，甚至最后留下一封书信，大骂郡守不仁不义后悄悄离去。郡守大怒,命人追杀华佗。郡守的儿子知道其中原委,嘱咐差役不要追赶。由于抓不到人,郡守愤怒到极限,吐黑血数升而愈。

　　我国目前已进入快速发展期。生活压力增大、竞争加剧、人际关系、社会矛盾、环境污染等因素导致人们情绪堆积,得不到很好地释放,心身疾病越来越多。许多慢性疾病,比如肿瘤、代谢性疾病、心血管疾病等,其产生与发展,包括疾病的治疗与转归都与心理密切相关。中医在形神一体观的指导下,在解决心身疾病方面强调"心身同治"。有学者建议将患者、医生、社区和医院整合,患者到医院就诊为治疗的第一阶段,社区医生、护士到家庭访问病人并给予指导为治疗的第二阶段,两个阶段相结合成为一个完整的治疗周期。整个过程强调医护(主管医师、社区医师、护士)与患者、家庭配合起来,实施方药、食疗、文体娱乐等整体防治,为慢性病的防治提供保障。

二、因势利导

　　中医把疾病过程中的邪正关系比喻为战场上的两军交战。战斗中,兵家会凭借有利条件或有利态势灵活应变。医家治疗疾病时同样会顺势而为、因势利导。具体可归纳为两方面:一是按照邪气的属性和病位所形成的"势",就近祛除,如《素问·阴阳应象大论》"其高者,因而越之;其下者,引而竭之……"《伤寒论》中,针对伤寒表邪入里引起的发黄证,其病位可分为热盛于里、偏于表和表里之间三种,仲景分别采用了下法、汗法、清法。这种依据病邪状态及所在部位的不同,设立不同治疗方案的思路就是在因势利导,顺应机体自身祛邪的方向给药的原则下进行的。再比如,平时我们因过饱出现腹胀、反酸、恶心,此时饮食积滞在胃脘的,因为其位置在上,我们会选择消食积或涌吐的方法进行治疗。如果饮食积滞导致泻下臭秽,此时机体自身的抗病趋势是向下的,我们也选择通导泻下的方法消除积滞。另外,顺势而为的思想还体现在治疗时尽量避免"硬碰硬"。比如《素问·阴阳应象大论》曰:"病之始起也,可刺而已。其盛,可待衰而已。"

三、邪去正安

　　上文提到过,中医认为人体生病需要考虑两方面的因素:人体的正气(抗病和康复能力)和致病的邪气。邪气是导致疾病发生的重要条件,当机体受致病因素攻击时,需要及时祛除病邪,这样才能有利于身体的恢复(即正安)。金元四大家之一的张从正尤其强调攻邪,他明确指出邪气强加于人则有疾病发生。失去常度之诸气即变为邪,天时、地理、情绪、饮食起居等失常均可成为邪气,所以祛邪非常关键。张从正被称"攻邪派",他善用汗、吐、下攻邪之法,通过攻邪使壅滞消除,上下无碍,达到气机调畅、气血通达的人体常态。张从正准确把握病机,临证有自己独到的见解,治疗方法多样,熏煎洗针药联用或单用,多能收到很好的效果。《儒门事亲》卷六《风形》中记载一案例,初始为疥,身上瘙痒,后发展为全身肿,张子和先用浴蒸法令病人汗出,疏散外邪;接着用吐法排出在上之水,以疏利上中焦之壅滞;然后攻逐水饮,荡涤水邪,综合汗吐下法祛除病邪后又善加调理,病人痊愈。《风形》中还记载了一位姓赵的患者,得了泄泻病,肚子咕噜噜叫如雷鸣,消化不了食物,求治了很多大夫,都认为该患者是脾胃有寒,用温补散寒的思路治疗但效果不佳。张子和从病人脉象浮数入手,结合岁运,认为当年木气太过,风气盛行,此案为木气乘脾土导致的泄泻。因为病位在表,所以因势利导用汗法祛邪。他给病人床下放了两个火盆,然后开了解表的麻黄汤。结果病人服药后出大汗,汗止后,泄泻也好了。张从正临证时胆大心细,顺势而为,祛邪以助正气恢复的思维值得我们深入地去探索并学习。

四、三因制宜

在天人合一整体观念的指导下,中医认为人受天地、自然界的影响,天地阴阳之气与人体之气的运动变化息息相关。人的生理状态、病理变化也受着时令、气候、节律以及地域环境等因素的影响;另外,患者的体质、年龄、性别等个体因素也会对疾病的发生、发展和变化产生一定的影响。所以治疗疾病的时候,在调整阴阳、顺势而为、祛邪扶正等治疗思路下,还需要考虑患者当时患病的具体情况而作出分析。这就是因时、因地、因人三因制宜。

(一) 因时制宜

因时制宜是根据时令、气候、时间节律的特点来制定适当的治疗原则。比如,夏天是一年当中地球表面阳气隆盛的阶段,天气炎热,此时与自然相应,人体的阳气也分布在体表,人体本身就腠理开泄,汗出较多,如果夏日贪凉,受了寒,需要用发汗的方法。此时发汗的药力也较冬季时节要轻,以免发汗过多,伤津耗气,或者引起病症转化。夏天解表时可以选择发汗力较缓的夏日麻黄——香薷来代替麻黄入药,也是出于此方面的考虑。而在冬季,自然界阴寒大胜,人体也处于阴胜状态,阳气内敛,腠理致密,如果此时感受风寒,在发汗时辛温解表的力度就需要略大,我们选择发汗力量骏猛的麻黄。再比如,秋季气候干燥,我们在饮食上会选择少吃刺激性强的辛辣、燥热食物,比如辣椒,而会多喝水、粥、豆浆,多吃银耳、百合、萝卜、荸荠、莲藕、梨子等润肺生津、养阴清燥的食物。这是因为燥能伤津,所以我们需要在饮食上补充津液。药食同理,养生与治疗同理。

还有些人的病理表现在一天当中很有规律,这种时间节律也有意义。比如潮热总会在午后出现的为阴虚,泄泻总发生在五更时分的提示肾阳虚。这些因时间段不同而出现的症状可以提示我们精准辨证并进行治疗。

(二)因地制宜

不同地域环境有其各自的特点。比如我国东南一带,地势低洼,气候温暖,人们长期居住生活在此,机体适应环境而变得腠理疏松,易于出汗;而西北地区地势较高,气候寒冷、干燥,在这里生活的人腠理致密。考虑到地域对人的影响,同样是感受寒邪,东南和西北的用药剂量也不同,西部发散力度大些,而东南发散力度要小。这种根据不同地域环境的特点来制定相应的治疗原则就是因地制宜。

(三)因人制宜

中医是个性化的治疗,临证时针对每一位患者具体的证而进行辨证论治。每一个人都是独一无二的,有着不同的体质和个性特征,另外,不同年龄段人们会表现出一定的生命规律,比如青壮年时期和老年时期身体机能差别很大,男女性别不同,身体素质也表现出差异,这些因素在治疗时都需要考虑。根据病人的性别、年龄、体质等不同特点来制定适宜的治疗原则就叫作因人制宜。

小孩子生命力旺盛,但是气血未充,脏腑娇嫩,发病时病情变化快,易虚易实,易寒易热,所以治疗小儿疾病,用药量要轻,疗程较短。青壮年气血旺盛,脏腑充实,耐受性强,所以用药量可稍重。而老年人气血日衰,脏腑功能减退,疾病多虚实夹杂,所以用药多攻补兼施,并且力量不宜过猛。

女性有特有的月经、妊娠和生产等生命阶段。在月经和妊娠期用药时要慎用或禁用破血、峻下、开窍、走窜等药物。

体质方面,不同体质对不同的病邪具有易感性,比如阴虚质和湿热质容易感受热邪,阳虚质容易感受寒邪;另外,患病后由于机体的寒、热之不同,机体对病邪的反应性也不同,病证会出现寒热从化的倾向。

第五节　中医正邪观

一、正与邪

"邪与正"是一对相对概念,它们是疾病发生、发展和演变过程中的一对基本矛盾。邪与正对立统一、相互制约又相互依存(无邪即无正)。正气表现为人的抗病康复能力,邪气泛指各种致病因素。

"正气存内,邪不可干",正气的抗病能力具体体现在:能够维持脏腑组织及经络的功能协调;能够防止病邪入侵;能够祛除病邪和自动修复邪气入侵导致的生理功能失常、脏腑组织损伤和精气血津液亏耗及功能失常。邪气对机体的影响表现在:病邪作用于机体,是机体发病的因素;邪气的性质影响病情的性质和部位;邪气程度影响病情的轻重等。

二、正邪之争与疾病

(一)邪正关系与发病

中医引入兵家战争的思想,借用战争中敌我双方的斗争来解释邪正关系下人体的状态。具体情况有:没有邪气即没有敌人,机体一般不发病;正气虚,有邪入侵即发病;正气不虚,有邪气也不一定发病,需看正邪力量斗争的结果。

(二)邪正关系与诊断

《黄帝内经》强调诊断时需细查正虚、邪实之候。具体从临证起病的缓急、症状的轻重和病势来判断。基本病情基调我们可以通过冷兵器时代的战争场面来比喻说明。战争中,如果双方都兵强马壮,那一旦战争发生,场面就很激烈;反过来,如若遇到老弱病残的士兵,那么,战争场面就相对没那么激烈了。当然这个老弱病残的士兵可能是战争持续太长时间,青壮年都牺牲了,也可能是这座城池本来就只有一些残兵留守。与此相似,病人正气虚时一般表现为病情缠绵,时间较长,症状表现并不太激烈,病人感觉到痛苦但并非不能忍受;而正气不虚,邪气盛时,一般发病急,病程短,症状重,病人自觉不能忍受。比如最常见的感冒,有些人很壮实,很少有头疼脑热的,突然感冒了就直接起不了床,形容身体像被杖打了一般疼痛;而有些体质弱的人,经常身体酸痛不适,喷嚏流涕,但能坚持工作、生活。我们把矛盾主要方面是正气虚的认为是虚证,概括为"正气夺则虚";而矛盾主要方面是邪气盛的认为是实证,概括为"邪气盛则实"。当然,临证并不是非黑即白的单纯实证或是虚证,经常有正虚与邪实并存的虚实夹杂证,这需要我们用心去辨明。

(三)邪正关系与治疗、养生

临证时我们以邪正关系为指导,辨明疾病过程中邪正双方在矛盾斗争中所占的地位及其消长转化,从而决定采用扶正还是祛邪抑或是祛邪扶正并用,其根本治疗思想还是实者泻之(祛邪)、虚者补之(扶正)。

养生方面,中医既强调扶养正气,又注重规避外邪。《素问·上古天真论》言:"虚邪贼风,避之有时。恬惔虚无,真气从之。精神内守,病安从来?"表现为日常生活中注意扶养正气,避免外邪的侵袭,同时注意情绪的调适,使机体内外和谐,心身一体,自然能够健康无病。

第六节 中医标本观

一、标与本

标本也是一对相对的概念。《说文解字·木部》有"本,木下曰本""标,木杪末也"。标引申为事物的表面,枝节;本引申为事物的根本。标本在中医学中用来说明疾病过程中各种矛盾的主次与始终等多种关系。

标本在中医的应用主要包括几个方面:藏象中,藏为本,象为标;脏腑而言,脏为本,腑为标;病因和病机中,病因为本,病机为标;病因病机和症状而言,疾病的症状表现为标,病因病机为本;先后有联系的病症,先病为本,后病为标。

二、治疗中的标本先后

对疾病的治疗,我们强调治病求本。即治疗疾病必须抓住疾病的病机这个本质,然后针对本质进行治疗。比如感冒,我们需要通过细辨发热、恶寒、流涕、喷嚏、身痛、头痛等症状,判断感冒的具体证型。比如鼻流清涕还是黄涕,有无咽痛,舌脉的反应等。辨清病症属风寒或风热中哪一证型后再针对本质进行治疗。另外,临床病证变化多端,我们还需要考虑标本、病势轻重、分清主次,然后才能抓住治疗的关键。比如大出血、呼吸困难等病症危急时刻,此时需要先治危急之标,度过凶险阶段后再针对病机之本进行治疗,这就是"急则治其标、缓则治其本";当标本都不太急或者标本并重时,则选择标本兼治。比如老年人易患的气虚便秘,就要针对气虚和便秘两方面进行补气和通导大便。综上,我们在临证时既要遵守治病求本的原则,又要视病情灵活调整治标治本的先后进行单用或兼用。

【结语】

中医将生命置于所处的自然环境大时空中加以考量。整体思想始终贯穿健康、疾病和养生。作为自然环境的一部分,生命的规律也遵循自然之道。用阴阳理论解释也好,五行学说阐释也罢,自然界四季更替、万物生化都脱离不了和谐、中和的动态平衡。这是万物遵循的规则,也是生命遵循的规则。健康的生命状态是阴平阳秘、阴阳平衡的状态;疾病状态是人体平衡被打破、失和的状态。所以,预防、治疗疾病的基本思想就是运用各种方法将人体的失衡拉回到平衡的状态。可以说中和思想是中医生命观的核心思想。

第九章 中医思维方式

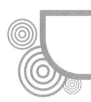

【阅读导引】

在中国传统哲学思想的影响下,在长期的医疗实践中,中医学形成了独特的思维方式。中医思维不仅是中国传统哲学思维方式的集中体现,也是对中国传统思维方式的继承与提高。中医思维方式主要表现为整体思维、象数思维、变易思维、中和思维和直觉思维等。象数思维是中医思维的主要工具和媒介;整体思维反映出中医思维的主要特点;中和思维是中医学的最终目的;变易思维反映中医思维的动态过程;直觉思维能充分发挥中医思维的能动性,发掘思维的潜力。这些思维方法,是从不同角度、不同层面对中医思维所做的分类,它们之间并不是孤立的、割裂的,而是有密切关系的。虽各有侧重但彼此渗透融合,共同体现于中医学理论与临床体系之中。

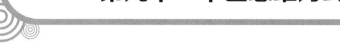

第一节 象 数 思 维

象数思维,指运用带有直观、形象、感性的图像、符号、数字等象数工具来揭示认知世界的本质规律,通过类比、象征等手段把握认知世界的联系,从而构建宇宙统一模式的思维方式。

象数思维起源于古人对天文进行的历算,以《周易》为代表的象数影响最为深远,医易同源,易学象数思维深深渗透并影响了中医的理论体系,表现在运用取象比类的思维方法来阐述和分析人体的生理病理功能,如藏象、脉象、舌象、组方等均是象数思维具体化的表现,并创造了独特的以阴阳五行和藏象系统为基本理论的中医学说,指导着中医学的临床发展和理论基础。

一、藏象理论的建构

（一）建构藏象系统,阐释脏腑功能

《素问·五脏生成》中说"五脏之象,可以类推",《黄帝内经》通过对"象"的类比推理,将人体五脏六腑与形体官窍、生理心理活动乃至自然界的物象联系起来,构成了中医学的藏象系统。如《素问·金匮真言论》云"东方青色,入通于肝,开窍于目,藏精于肝。其病发惊骇。其味酸,其类草木,其畜鸡,其谷麦,其应四时,上为岁星,是以春气在头也。其音角,其数八,是以知病之在筋也。其臭臊……"即以五行为框架,将五脏、四时、五方、五气、五味、五色、五畜、五音、五数等联系在一起,从而构建了中医的藏象理论。

对脏腑生理功能的认识,也多借用取象思维以推论。如《素问·灵兰秘典论》云"心者,君主之官也,神明出焉。肺者,相傅之官,治节出焉。肝者,将军之官,谋虑出焉……凡此十二官者,不得相失也。故主明则下安,以此养生则寿,殁世不殆,以为天下则大昌。主不明则十二官危,使道闭塞而不通,形乃大伤,以此养生则殃,以为天下者,其宗大危,戒之戒之",将人体脏腑与社会人事中的职官相类比,不仅说明五脏六腑是统一和谐的整体,同时也阐述了五脏六腑的主要生理功能及地位。

（二）推论气血运行及病理变化原理

如《灵枢·玉版》中言"人之所受气者,谷也。谷之所注者,胃也。胃者,水谷气血之海也。海之所行云气者,天下也;胃之所出气血者,经隧也。经隧者,五脏六腑之大络也",认为胃为气血之源头,并借助海之行云气于天下推论也。胃所出气血,通过经隧而布散五脏六腑。

对气血运行的病理变化,中医学也借用取象思维来认识。如《素问·离合真邪论》云"天地温和,则经水安静;天寒地冻,则经水凝泣;天暑地热,则经水沸溢;卒风暴起,则经水波涌而陇起。夫邪之入于脉也,寒则血凝泣,暑则气淖泽,虚邪因而入客,亦如经水之得风也,经之动脉,其至也亦时陇起",即是借用气候变化对江河之水的影响,推论六淫邪气对经脉气血的影响。

（三）建构经络理论,阐释气血多少

如马王堆帛书《足臂十一脉灸经》和《阴阳十一脉灸经》中只有十一条经脉,但为了与十二月之数相对,到了《内经》中经脉之数变成了十二,如《素问·阴阳别论》说"人有四经、十二从……四经应四时,十二从应十二月,十二

月应十二脉",《灵枢·阴阳系日月》中具体论述了十二月与十二脉的对应关系,以经脉配十二月建立经脉循环,则经脉在数量上需要满足十二条,故经脉之数不足十二时,则将原先五脏中的心脏分为心与心包络,以凑足其数。而当经脉之数超过十二时,三阴三阳分类已不能容之,则另立奇经八脉以统之。

《灵枢·海论》还根据九州之中有东南西北四海,推论"人亦有四海、十二经水。经水者,皆注于海……人有髓海,有血海,有气海,有水谷之海,凡此四者,以应四海也"。《灵枢·经水》还将人身的十二经脉与自然界十二条河流相类比,借十二条河流之大小、水量之多少、源流之长短远近,说明"十二经之多血少气,与其少血多气,与其皆多血气,与其皆少血气,皆有大数"。

二、象数思维病因病机理论中的应用

中医学以自然界风、寒、暑、湿、燥、火六种气候变化的不同特征,与人体疾病情况下的临床表现相类比,寻找二者之间的相似关系,以确定病因的名称。如《素问·风论》说:"风者,善行而数变……故风者,百病之长也,至其变化乃为他病也,无常方,然致有风气也。"《素问·阴阳应象大论》说"风胜则动",以自然界具有善行数变、动摇不居特点的风来命名临床上游走多变、动摇震颤特点的病证。对其他病邪的认识也与此基本相同。

又如《灵枢·五变》中说:"木之阴阳,尚有坚脆,坚者不入,脆者皮弛,至其交节,而缺斤斧焉。夫一木之中,坚脆不同,坚者则刚,脆者易伤,况其材本之不同,皮之厚薄,汁之多少,而各异耶? 夫木之蚤花先生叶者,遇春霜烈风,则花落而叶萎;久曝大旱,则脆木薄皮者,枝条汁少而叶萎;久阴淫雨,则薄皮多汁者,皮溃而漉;卒风暴起,则刚脆之木,枝折杌伤;秋霜疾风,则刚脆之木,根摇而叶落。凡此五者,各有所伤,况于人乎?"也是运用取象思维的方法,生动形象地揭示了体质与发病的关系。

三、象数思维在病证诊断中的应用

中医诊断以司外揣内为基本方法,即观察外在的病理现象(症状、体征等),以推测内脏的变化。司外揣内的方法,必然着眼于患者所表现出的各种病理现象,而对"象"的认识自然离不开取象思维的方法。故《素问·示从容论》说:"夫圣人之治病,循法守度,援物比类。"《素问·五脏生成》也说:"夫脉之小大滑涩浮沉,可以指别;五脏之象,可以类推;五脏相音,可以意识;五色微诊,可以目察。能合脉色,可以万全。"中医临床诊断的过程,正是在取象思维方法的引导下,根据望、闻、问、切所获得的资料(象),通过相关的物象或意象以达到认识病证规律(道象)的过程。

如《灵枢·邪气脏腑病形》说:"十二经脉,三百六十五络,其血气皆上于面而走空窍。"因此,通过面部色泽的变化,可以诊察脏腑气血的虚实盛衰。这首先体现在以五行之象来确定病位,如《灵枢·五色》说"以五色命脏,青为肝,赤为心,白为肺,黄为脾,黑为肾",即从五色的不同以推断病变所在之脏。其次取具体物象以述善色与恶色,如《素问·脉要精微论》中说"赤欲如帛裹朱,不欲如赭;白欲如鹅羽,不欲如盐;青欲如苍璧之泽,不欲如蓝;黄欲如罗裹雄黄,不欲如黄土;黑欲如重漆色,不欲如地苍"。

脉诊是中医学独特的诊断方法,也是最难把握的诊断方法,素令医者有"心中易了,指下难明"之叹。因此,对脉象的认识更是离不开大量的物象,如《素问·脉要精微论》云:"春日浮,如鱼之游在波;夏日在肤,泛泛乎万物有余;秋日下肤,蛰虫将去;冬日在骨,蛰虫周密,君子居室。"其中以"鱼之游""蛰虫"形象化地描述了四时正常的脉象变化。又如《素问·平人气象论》说:"平肝脉来,耎弱招招,如揭长竿末梢,曰肝平,春以胃气为本。病肝脉来,盈实而滑,如循长竿,曰肝病。死肝脉来,急益劲,如新张弓弦,曰肝死",其中借助于"长竿""弓弦"等日常生活中的物象,比喻和论述肝的平、病、死脉。不仅如此,脉象名称本身也多借助于一定的物象来表达与认识,如釜沸脉、鱼翔脉、虾游脉、屋漏脉、雀啄脉、解索脉、弹石脉、偃刀脉、转豆脉、麻促脉等,均是象思维的产物。

四、象数思维在治疗中的运用

《素问·四气调神大论》云:"是故圣人不治已病治未病,不治已乱治未乱,此之谓也。夫病已成而后药之,乱已成而后治之,譬犹渴而穿井,斗而铸锥,不亦晚乎?"《灵枢·逆顺》说:"兵法曰:无迎逢逢之气,无击堂堂之阵。刺法曰:无刺熇熇之热,无刺漉漉之汗,无刺浑浑之脉,无刺病与脉相逆者。"以治国之法、兵法与治病之法相互类比、阐发。《伤寒论》论六经病欲解时提出,少阳为春生之气,为一阳,为幼阳,寅、卯、辰三时恰为一日阳气渐长渐旺之际,此时天地阳气出于阴气,人体阳气亦于此时升腾、舒展,浮游于半表半里之间,故被郁之少火易随寅、卯、辰三时天阳升发之际而舒越,正与少阳病用柴胡汤和解表里、发越郁阳的作用一样,故云"少阳病欲解时,从寅至卯上"。太阳为夏长之气,为三阳,为老阳,巳、午、未三时恰为一日阳气最为隆盛之际,此时天地用气开散,人体阳气亦于此时最为盛壮,开散于表,故表闭之寒邪易随巳、午、未三时天阳隆盛之际而发散,正与太阳病用麻黄、桂枝助阳散寒解表的作用一样,故云"太阳病欲解时,从巳至未上"等,在关于疾病的转归与预后同样运用了象数思维。

五、象数思维在用药组方中的运用

(一)中医对药物性能的认识

中医对药物性能的认识,除实践经验外,象数思维也是一个途径,如《本草纲目》中说当归"人身法象天地,则治上当用头,治中当用身,治下当用尾,通治则全用"。这种把药物的基本性能、功效应用与其气味厚薄、阴阳寒热、采收时月、质地色泽、入药部位及药材生熟等联系起来的方法,古人也称之为用药法象。"象"也就是某药之所以有某种功能的根据。

(二)象数思维在组方配伍、选用煎服方法的应用

象数思维是组方配伍乃至选用煎服方法的思路之一,《素问·至真要大论》论述组方的原则时说"主病之谓君,佐君之谓臣,应臣之谓使"。其中君、臣、佐、使,即取象于人类社会中的官职。对此,韦协梦《医论三十篇》进一步发挥说:"官有正师司旅,药有君臣佐使。君药者,主药也,如六官之有长,如三军之有帅,可以控驭群药,而执病之权。臣药者,辅药也,如前疑、后丞、左辅、右弼,匡之、直之、辅之、翼之。佐药者,引经之药,从治之药也。引经者,汇众药而引入一经,若军旅之有前驱,宾客之有摈相……使药者,驱遣之药也。"

(三)象数思维在剂型效能的应用

象数思维是古代医家认识与说明不同剂型效能的方法之一,李东垣《用药心法》中以象推论说"去下部之疾,其丸极大而光且圆;治中焦者次之;治上焦者极小……丸者,缓也,不能速去之,其用药之舒缓而治之意也"。

第二节 整 体 思 维

整体思维指在观察分析和研究处理问题时,注重事物本身固有的完整性、

统一性和联系性,以普遍联系、相互制约的观点看待宇宙及万事万物的思维方式。中国哲学的整体思维不仅把整个世界视为一个有机整体,认为构成这个世界的一切事物都是相互联系、相互制约的,而且把每一个事物又各自视为一个小的整体,除了它与其他事物之间具有相互联系、相互制约的关系外,其内部也呈现出多种因素、多种层面的整体联系。这种朴素的整体思维模式一直影响着我国传统文化的发展,尤其在中医理论的建构中发挥着主导作用。

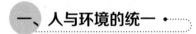

一、人与环境的统一

(一) 人与自然的统一

《黄帝内经》从四时五脏与阴阳五行中相应的角度探讨了人与自然环境的统一性,论述了人的生命现象与时令气候、昼夜晨昏、地土方宜等自然现象密切相关的整体规律。人生活于自然环境之中,当自然环境发生变化时,人体也会发生与之相应的变化。

1. **季节气候的变化**　中医学根据五行学说,将一年分为春、夏、长夏、秋、冬五季,认为春温、夏热、长夏湿、秋燥、冬寒是一年中季节气候变化的一般规律。在季节气候的规律性变化影响下,生物表现出春生、夏长、长夏化、秋收、冬藏等相应的生理性适应过程。人也不例外,其脏腑功能的旺衰、气血运行的涨落、津液代谢的快慢等都会受到季节气候变化的影响。在一年五时中,五脏按照相对应时令的不同而有脏气盛衰、气机强弱的变化。《素问·平人气象论》说:"春胃微弦曰平,弦多胃少曰肝病……夏胃微钩曰平,钩多胃少曰心病……长夏胃微耎弱曰平,弱多胃少曰脾病……秋胃微毛曰平,毛多胃少曰肺病……冬胃微石曰平,石多胃少曰肾病……"即随着春、夏、长夏、秋、冬的季节更替,五脏肝、心、脾、肺、肾更相主治。经脉气血的输注运行也因时令节气不同而有盛衰涨落的区别,从而形成与季节阴阳旺衰消长、升降散敛同步的年周期变化,如《灵枢·五乱》所说"经脉十二者,以应十二月。十二月者,分为四时。四时者,春秋冬夏,其气各异"。人体津液代谢受季节气候变化的影响,则如《灵枢·五癃津液别》所说"天暑衣厚则腠理开,故汗出……天寒则腠理闭,气湿不行,水下流于膀胱,则为溺与气"。

2. **昼夜阴阳的消长**　中医学认为,一天是四季的缩微,《灵枢·顺气一日分为四时》指出"以一日分为四时,朝则为春,日中为夏,日入为秋,夜半为冬"。因此,四季气候变化对人体的阴阳消长节律、气机的升降浮沉、疾病的影响也反映在一天之中。《灵枢·营卫生会》云："夜半为阴陇,夜半后而为阴衰,平旦阴尽而阳受气矣。日中而阳陇,日西而阳衰,日入阳尽而阴受气矣……平旦阴尽而阳受气,如是无已,与天地同纪。"说明人体阴阳之气的消长贯注与昼夜交替具有同步节律。《素问·生气通天论》强调了阳气在昼日的变动节律,指出"阳气者,一日而主外,平旦人气生,日中而阳气隆,日西而阳气已虚,气门乃闭",揭示人体阳气随昼日太阳的运动而呈现出生、隆、虚的变动节律。《灵枢·顺气一日分为四时》指出"朝则人气始生,病气衰,故旦慧;日中人气长,长则胜邪,故安;夕则人气始衰,邪气始生,故加;夜半人气入脏,邪气独居于身,故甚也",说明疾病也有着明显的昼夜节律变化。中医学将这种人体生命活动受时间因素影响的思想,贯穿于对疾病的诊治之中,提出了因时制宜的治疗原则。

　　3. 地区方域的差异　　中医学认识到在不同的地理环境中,由于气候、饮食、人的体质、易患疾病皆不同,因而在治疗方法上也应因地制宜、因病而异。这在《素问·异法方宜论》中有较全面的论述:"黄帝问曰:医之治病也,一病而治各不同,皆愈何也?岐伯对曰:地势使然也。故东方之域,天地之所始生也,鱼盐之地,海滨傍水,其民食鱼而嗜咸,皆安其处,美其食。鱼者使人热,盐者胜血,故其民皆黑色疏理,其病皆为痈疡,其治宜砭石。故砭石者,亦从东方来。西方者,金玉之域,沙石之处,天地之所收引也。其民陵居而多风,水土刚强,其民不衣而褐荐,其民华食而脂肥,故邪不能伤其形体,其病生于内,其治宜毒药。故毒药者,亦从西方来。北方者,天地所闭藏之域也,其地高陵居,风寒冰冽,其民乐野处而乳食,脏寒生满病,其治宜灸焫。故灸焫者,亦从北方来。南方者,天地所长养,阳之所盛处也,其地下,水土弱,雾露之所聚也。其民嗜酸而食胕,故其民皆致理而赤色,其病挛痹,其治宜微针。故九针者,亦从南方来。中央者,其地平以湿,天地所以生万物也众。其民食杂而不劳,故其病多痿厥寒热。其治宜导引按蹻,故导引按蹻者,亦从中央出也。故圣人杂合以治,各得其所宜,故治所以异而病皆愈者,得病之情,知治之大体也。"

　　在认识到人与天地相应,受外界环境制约的同时,中医学强调人类应该能主动地适应环境,并在一定程度上改造环境,从而减少疾病,提高健康水平。《素问·四气调神大论》说:"夫四时阴阳者,万物之根本也……逆之则灾害生,从之则苛疾不起",提出应适应四时气候的变化规律而养生。《素问·移精变气论》提出"动作以避寒,阴居以避暑"的养生之道。宋代周守忠《养生类纂》指出"积水沉之可生病,沟渠通浚,屋宇清洁无秽气,不生瘟疫病",强调了环境卫生对健康的积极作用。

（二）人与社会的统一

1. 社会环境变化的影响　社会的发展变化引起人们生活环境、生活条件、体质、心理等各方面的变化,因此导致疾病及治病方法的不同。《素问·移精变气论》载:"黄帝问曰:余闻古之治病,惟其移精变气,可祝由而已。今世治病,毒药治其内,针石治其外,或愈或不愈,何也? 岐伯对曰:往古人居禽兽之间,动作以避寒,阴居以避暑,内无眷慕之累,外无伸宦之形,此恬憺之世,邪不能深入也。故毒药不能治其内,针石不能治其外,故可移精祝由而已。当今之世不然,忧患缘其内,苦形伤其外,又失四时之从,逆寒暑之宜。贼风数至,虚邪朝夕,内至五脏骨髓,外伤空窍肌肤,所以小病必甚,大病必死,故祝由不能已也。"从这个角度上来说,人与社会的统一,也就是要求中医治病时注意古、今差异,而不能完全以古法古方以治今病。

2. 政治因素的影响　政治的成败关系到社会的稳定,对生命健康的影响无疑是巨大的。中医学以治身与治国相联系,以治身与治国相互比喻,以政治社会中的职官与人体脏腑类比。《素问·四气调神大论》说:"是故圣人不治已病治未病,不治已乱治未乱,此之谓也。夫病已成而后药之,乱已成而后治之,譬犹渴而穿井,斗而铸锥,不亦晚乎!"《素问·灵兰秘典论》云:"心者,君主之官也,神明出焉。肺者,相傅之官,治节出焉。肝者,将军之官,谋虑出焉。胆者,中正之官,决断出焉。膻中者,臣使之官,喜乐出焉。脾胃者,仓廪之官,五味出焉。"《汉书·艺文志·方技略》说:"方技者,皆生生之具,王官之一守也。太古有岐伯、俞拊,中世有扁鹊、秦和,盖论病以及国,原诊以知政。"其将治身与治国共构,反映出对政治因素影响生命健康的重视。

战争是政治的延续,是政治败坏的必然结果。战争频繁的年代,会导致社会群体情感上的波动,引发精神异常,进而影响到生理而产生疾病。如金、元之际,由于社会动荡、战乱频繁,百姓惶惶不可终日,疲于奔命、饥饱失常、精神紧张、心理恐惧,因此导致了当时社会上很多的人脾胃功能损伤,多患有内伤热中一类的疾病,而著名的"金元四大家"之一的李杲提出了诸虚不足、补脾为主的原则,并创立了脾胃学说,开辟了补脾胃、治诸虚的重要途径。

此外,经济状况的不同,也可以导致同一社会中不同的人体质、功能、耐病能力、易患疾病和治疗效果等方面的不同。医者在临床中也应予以充分考虑。

二、生命体自身的统一

（一）人体生理功能的统一

人是以五脏为中心,通过经络系统把六腑、五体、五官、九窍、四肢百骸等全身器官联络成一个有机整体,并通过精、气、血、津液的作用,完成机体统一的生命活动。各个脏腑器官都是相互协调合作的,任何一脏一腑、一官一窍、皮肉筋骨的活动都是整体生命功能不可分割的一部分,机体任何功能活动都是建立在与其他功能活动相联系的基础上。因而在分析疾病的病理机制时,将局部与整体统一起来,既重视局部病变和与之直接相关脏腑的关系,又注重病变与其他脏腑之间的关系。

（二）辨证诊断的整体性

中医的辨证诊断,包括"审证求因""辨证识机"两方面内容。由于五脏六腑、经络百骸在生理、病理上都是相互联系和相互影响的,决定了中医在辨证诊断中,通过望、闻、问、切等方法,观察分析五官、形体、色脉等外在征象表现,借以揣测、判断其内在脏腑的病机变化,从而对患者的病机状况做出正确的诊断。无论是望、闻、问、切合参,还是单纯的寸口脉诊、明堂面诊、手诊、耳诊等都体现了全息性的整体观念。

（三）辨证治疗的整体观

中医治病不仅着眼于"病"的异同,更主要的是从"证"的区别入手。所谓的"证",本身是一个整体变化的概念,它包括了病因、病位、病性、病机、疾病演变的趋势、治疗的原则要求等许多内容,是对疾病过程中各种变化的综合分析而产生的,是对机体在疾病发展过程中某一阶段,多种相互关系、病理特性、总体性本质的概括,是整体治疗观的集中体现。如"异病同治""证同治亦同,证异治亦异""从阴引阳,从阳引阴""以左治右,以右治左""病在上者下取之,病在下者上取之"等,都是在这一观点指导下确定的治疗原则。

第三节　变易思维

变易思维是指在观察分析和处理问题时,注重事物的运动变化规律的思维方法。这种思维先把一切事物都看成是相互对立的两个方面的统一体,然后从既相互对立又相互依存、相互转化、相互包含且相辅相成的对立统一关系中揭示事物运动变化的根本原因。这种思维方式注重事物运动的变化,注重在两极对立中把事物的辩证统一。

一、对人体气机运动的认识

（一）气的升降出入

中医气化理论认为,气具有运动的属性,生命的生成、发展、变更乃至消亡,无不根源于气的运动,而气运动的源泉在于气自身具有运动的功能。气的阴阳对立统一运动表现为上下、升降、出入、动静、聚散、清浊的相互运动。《素问·六微旨大论》所谓:"气之升降,天地之更用也……升已而降,降者谓天;降已而升,升者谓地。天气下降,气流于地;地气上升,气腾于天。故高下相召,升降相因,而变作矣……出入废则神机化灭,升降息则气立孤危。故非出入,则无以生长壮老已;非升降,则无以生长化收藏。"

（二）阴阳的动静相召

《素问·天元纪大论》说:"动静相召,上下相临,阴阳相错,而变由生也。"这是对阴阳二气运动更为深入的论述,认为气有阴阳,阴阳相错相邻,交感激荡,动静相召,动亦含静,静即含动。阳主动,阴主静,阳动之中自有阴静之理、阴静之中已有阳动之根。所谓"一动一静,互为其根",动静相互为用,促进了生命体的发生发展、运动变化。人体始终保持着动静和谐状态,维持着动静对立统一的整体性,从而保证了正常的生命活动。

（三）生命的变化周期

就整个生命过程来说,《黄帝内经》认为,人体生命是一个生长壮老已的运动变化过程,人的气血功能活动也经历着阶段性发展。《灵枢·天年》提出十年一周期说,《素问·上古天真论》提出女子七年、男子八年周期说。《灵枢·岁露》和《素问·八正神明论》讨论了一太阴月中人的生理功能的变化规律,把生命节律、气机变化与年岁时日、天象更迭联系起来考察,为临床治疗把握时机提供了正确、珍贵的生理变化周期信息。

二、对疾病传变的认识

中医学对疾病的认识几乎处处体现了变易思维的指导,认为机体发生病变后,随即处于不停顿的抵御修复变化之中,正邪交争决定了疾病的转归。

《黄帝内经》从人体各层次功能的紊乱失调到衰竭离决认识病机变化规律。

中医学认为,疾病是阴阳矛盾运动失去平衡协调、升降出入的逆乱反常的结果。在疾病过程中,阴阳之间出现了消长失衡的矛盾运动,表现出"阴胜则阳病,阳胜则阴病",或"阴不制阳,阳不制阴",或"阴损及阳,阳损及阴",或"重阴必阳,重阳必阴"(《素问·阴阳应象大论》)的病理转化。

从五行学说的角度而言,疾病的传变又有相生传变和相克传变两大类型。

相生关系的传变是指疾病顺着或逆着五行相生次序的传变,临床归纳为"母病及子"和"子病犯母"两种类型。其中"母病及子"隔一相生而传变,预后多属良好。《难经·五十三难》曰:"间脏者,传其所生也。假令心病传脾,脾传肺,肺传肾,肾传肝,肝传心,是母子相传,竟而复始,如环无端,故曰生也。"相克关系的传变是指疾病顺着或逆着五行相克次序的传变,临床归纳为"相乘"和"相侮"两种类型。其中,"相乘"隔七相克而传变,预后多不良。《难经·五十三难》曰:"七传者,传其所胜也……何以言之? 假令心病传肺,肺传肝,肝传脾,脾传肾,肾传心,一脏不再伤,故言七传者死也。"

对于外感疾病的传变,《素问·缪刺论》说"夫邪之客于形也,必先舍于皮毛;留而不去,入舍于孙脉;留而不去,入舍于络脉;留而不去,入舍于经脉,内连五脏,散于肠胃,阴阳俱感,五脏乃伤。此邪之从皮毛而入,极于五脏之次也",总结出由表入里、由浅入深的传变规律。《素问·热论》中进一步明确提出,外感疾病的发展过程一般要经历太阳、阳明、少阳、太阴、少阴、厥阴六个阶段的变化。张仲景的《伤寒论》在此基础上提出了以三阴三阳为核心的六经辨证理论,认为太阳病经证不解,病情就会渐次发展至太阳之腑,或入里化热成为阳明经证或腑证,或成为寒热往来的少阳证。若三阳病证仍不解,则病情进一步变化,渐次发生太阴、少阴、厥阴三阴病证。

三、在治疗疾病中的应用

疾病及其证候的演变,常常受人体内外多种因素的影响而呈现出复杂多变的态势。因此,辨证治疗时必须考虑影响疾病变化、治疗效果的所有因素,如患者年龄、性别、家庭、职业、体质状况、性情爱好等的差异,患者所处的空间与时间环境,以及不同个体可能存在和主病相关的其他疾病与并发症等,因人、因时、因地制宜,灵活权变、顺变而动,以期药证相合,更好地取得疗效。

(一)顺应天时、地理之势

1. 顺应天时 《素问·厥论》"春夏则阳气多而阴气少,秋冬则阴气盛而阳气衰",影响于疾病常表现为春夏易于热化,秋冬易于寒化。因此治疗疾病时,春夏之令宜抑阳助阴,药宜寒凉,慎用温热;秋冬之时,助阳抑阴,药宜温热,慎施寒凉。

顺应昼夜阴阳消长治疗疾病,主要反映在服药时间的选择上。一般来说,上午阳气渐旺,因此凡治阳分、气分病变,具有温阳、益气、健脾等作用的方药宜清晨、上午服,可借助人体阳气欲盛之势,强化药物作用;黄昏时阴气渐生而盛,因此凡治阴分、血分病变,具有滋阴养血、滋补肝肾作用的方药宜黄昏、夜晚服,可顺应人体阴气欲盛之势,彰显药物疗效。

2. 顺应不同地理环境 地质、地形、气候、水土等不同,人们的生活条件、饮食结构、风俗习惯相异,从而造成不同地域人群体质和疾病的差异,因此治疗疾病当顺应地理差异之势。如我国西北地区,地势高而寒冷少雨,其病多燥寒,治宜辛润;东南地区,地势低而湿热多雨,其病多湿热,治宜清化。同为外感风寒证辛温解表,西北严寒地区药量宜重,且宜用麻、桂之属;东南温热地带,则药量宜轻,且多用荆、防之类。

(二)顺应人体脏腑喜恶、气机升降出入而变

苦欲喜恶是脏腑特性的反映,顺应脏腑特性是治疗脏腑病证的重要环节。《素问·脏气法时论》对五脏苦欲之治设有专论,指出"肝欲散,急食辛以散之,用辛补之,酸泻之""心欲软,急食咸以软之,用咸补之,甘泻之""脾欲缓,急食甘以缓之,用苦泻之,甘补之""肺欲收,急食酸以收之,用酸补之,辛泻之""肾欲坚,急食苦以坚之,用苦补之,咸泻之",其中所谓的"补""泻",即是就五脏本身喜恶而言,顺其性者为补,逆其性者为泻。

气是构成和维持人体生命活动的基本物质,升降出入是其运动的基本形式。就人的整体而言,气机的升降出入是保持相对平衡的,但人体每一个脏腑的气机却有不同的活动倾向或趋势,如肺主宣降而宜乎降,脾升清则健,胃降浊则和,肝、胆升发阳气,心肾水升火降则阴阳交通,五脏主贮藏,六腑主降浊等。所以治疗不同脏腑病证时应顺其性而治之,如治疗肺病以宣散肺邪、降气宽胸,治脾病以益气升提,治胃病以通腑和胃,脏虚偏于静补,腑虚偏于通补等,如此才能顺应脏腑气机之势。

人体气机变化还受季节因素的影响,一般而言春升、夏浮、秋降、冬沉,这种四时气机的升降运动,不仅使人体生理产生相应变动,也会影响疾病病位之

深浅及病势之逆陷,因此治病也应顺应四时气机升降之势。如李东垣《脾胃论·用药宜禁论》说:"凡治病服药,必知时禁、经禁、病禁、药禁。夫时禁者,必本四时升降之理,汗、下、吐、利之宜。"如吐法鼓舞胃气上逆,以鼓涌邪气自上而出,其势上行,故一般春夏无忌,而秋冬则不宜;汗法透邪,药势上行外散,宜用于春夏气升之时,而于秋冬气机降沉,尤其冬月闭藏之令,则慎用;下法功在推荡邪气自下而出,药势趋下,不利于人体气机之升浮,故春夏不宜。

(三) 顺应病者的体质、情绪而治

中医治疗疾病以辨证论治为特点,体质是形成病证的内在基础,影响着个体对某种致病因素的易感性,产生病变类型和传变的倾向性,以及治疗反应的差异性,证是各种致病因素作用于体质以后形成的临床类型。体质受年龄、性别、生活条件等因素影响,所谓因人制宜,其核心是顺应患者体质的治疗。如叶天士在《外感温热篇》中指出"吾吴湿邪害人最广,如面色白者,须要顾其阳气,湿胜则阳微也。法应清凉,然则十分之六七,即不可过于寒凉,恐成功反弃,何以故也? 湿热一去,阳亦衰微也。面色苍者,须要顾其津液,清凉到十分之六七,往往热减身寒者,不可就云虚寒而投补剂,恐炉烟虽熄,灰中有火也。须细察精详,方少少与之,慎不可直率而往也"。

病者情绪变化与疾病息息相关。不良情绪的产生缘于客观事物不能满足人的需要。因此,为了使患者保持愉快的心境,以利于疾病的康复,医生在临证时应在合理的范围内,尽可能顺从、满足患者的需要。《素问·移精变气论》指出,"闭户塞牖,系之病者,数问其情,以从其意",强调医生在治疗上要"顺其志""便病人"。《石室秘录·治法》中亦云"医者,意也。因病人之意而用之,一法也;因病症之意而用之,又一法也;因药味之意而用之,又一法也"。指出医生治病既要着眼于疾病的证候表现,更要注意患者的性情好恶和精神状态,即使方用药也应照顾到患者的心理特点。

(四) 未病防病,既病防变

《素问·四气调神大论》云"圣人不治已病治未病,不治已乱治未乱",强调未病之前,应重视预防。《素问·阴阳应象大论》云"故善治者治皮毛,其次治肌肤,其次治筋脉,其次治六腑,其次治五脏。治五脏者,半死半生也",认为有病早治可以降低病害,提高治愈率。《灵枢·逆顺》云:"上工刺其未生者也,其次刺其未盛者也。下工刺其方袭者也,与其形盛者也,与其病之与脉相逆者也。故曰上工治未病,不治已病。"《金匮要略·脏腑经络先后病脉证》云"夫治未病者,见肝之病,知肝传脾,当先实脾,四季脾旺不受邪,即无补之。中工

不晓相传,见肝之病,不解实脾,惟治肝也",主张已病之后,当谨防疾病的传变、恶化,应及时截断疾病向相关脏腑传变的趋势,扭转疾病蔓延发展的态势。未病防病、有病早治、已病防变的思想,是着眼于疾病发展演变而提出的治疗原则,也是变易思维在中医学领域的运用。

第四节　中和思维

中和思维,指在观察分析和研究处理问题时,注重事物发展过程中各种矛盾关系的和谐协调、平衡状态,不偏执、不过激的思维方法。其基本特征是注重事物的均衡性、和谐性,行为的适度性、平正性。

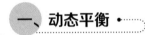

一、动态平衡

(一)阴阳的动态平衡

《素问·生气通天论》说:"生之本,本于阴阳。"人体一切正常的生命现象,最终可以高度概括为阴阳的中正平和状态。中医阴阳学说讲求阴与阳之间平和、协调、互动的关系,认为人形神一气,不离阴阳,人体阴阳动态的相对平衡意味着健康。《素问·生气通天论》云:"阴平阳秘,精神乃治。"《素问·调经论》说:"阴阳匀平,以充其形,九候若一,命曰平人。"《灵枢·终始》说:"平人者不病,不病者,脉口、人迎应四时也,上下相应而俱往来也,六经之脉不结动也。本末之寒温之相守司也,形肉血气必相称也,是谓平人。"《汉书·艺文志》云:"经方者……以通闭解结、反(返)之于平。"《景岳全书·传忠录·阴阳》说:"天地阴阳之道,本贵和平,则气令调而万物生。此造化生成之理也。"这些论述都强调健康人应具备:第一,机体自身的阴阳平衡,人体阴阳二气无过、无不及,交融感荡,高度和谐的最佳状态。第二,机体与环境(自然环境和社会环境)的阴阳平衡,人体脏腑运作、气血周流与天地四时阴阳变化同步相应,人生志趣情态、所作所为与社会氛围、观念习俗等协调适应。

(二)五行生克制化的动态平衡

中医以五行学说相生相克、互为制化的关系,说明人体在以五脏为核心的藏象系统中,各个部分不是孤立的,而是协调平衡、相互配合的。任何两部分之间,由于总有相胜或相生的关系,表面上看是不平衡的,然而就五行整体看,生和胜在整合的机体中表现出综合的、动态的相对平衡。五行生克制化构成一个大的和谐、平衡系统，共同维护人体的阴阳平衡和健康状态。五行中的每一行，由于既生它、又被生，既克它、又被克，在机体藏象上的表现也呈现出动态均衡。五行所达到的平衡，不是绝对的静止，而是建立在运动基础之上的循环运动。当某一行太强或太弱的时候，就会出现"乘"或"侮"的不正常情况，五行固有的和谐、平衡状态就会被打破，反映在机体上表现为产生疾病；五行出现"乘"或"侮"的同时也会发生"亢则害，承乃制"（《素问·六微旨大论》）的关联，力图维护、弥补固有平衡，反映在机体上表现为抵御外邪、自我修复。因此，五行生克运动表面上看是周而复始的循环，实际上反映了生命体整体和谐、动态平衡的气机运化本质。

（三）阴阳五行动态相对平衡

中医将阴阳、五行的基本属性、功用落实到生命体阴阳气血脏腑经络、九窍百骸之间对待互根、和谐统一、制约转化、动态平衡的藏象关系上。这种以阴阳、五行象数模型为核心框架的调和致中思维方式，从《黄帝内经》以来得以充分发展并贯彻中医学的各个领域。

中医学认识到，一方面正是这种阴阳对立、五行往复的运动保证了机体能够维持相对平衡，生命体才得以生存。一旦这种运动停止，平衡也就不存在；一旦机体失衡，运动也就发生无序的变化。如果打破这种和谐的动态平衡状态，脏腑气血就会出现功能障碍，引起机体的不适、病变，甚或死亡。另一方面，就人体脏腑经络、气血百骸而言，人体阴阳五行的平衡不是绝对的平衡，而是整体协调的、运动状态下的相对平衡，就是说阴阳、五行所代表的藏象各元素相互关联地共处于一个统一体中，表现出相对稳定状态。

二、阴阳失调

（一）时气失常

时气失常是指时令气候变化超出了人体适应调节能力，或时令气候变化虽不剧烈，但人体的调节能力因某些原因而低下，不能与时令气候变化相适应而引发疾病。《素问·六节藏象论》说："未至而至，此谓太过，则薄所不胜，而乘所胜也，命曰气淫……至而不至，此谓不及，则所胜妄行，而所生受病，所不胜薄之也，命曰气迫。"《黄帝内经》运气七篇更是系统地论述了气候变化的太过、不及和平气对人体发病的不同影响。

（二）情志过激

情志过激指喜、怒、忧、思、悲、恐、惊"七情"失常而引起病理变化。《灵枢·口问》说："大惊卒恐，则血气分离，阴阳破败，经络厥绝，脉道不通，阴阳相逆，卫气稽留，经络虚空，血气不次，乃失其常。"《素问·举痛论》说："怒则气上，喜则气缓，悲则气消，恐则气下……惊则气乱……思则气结……"

（三）饮食失节

饮食失节包括饥饱失常、五味偏嗜和饮食不洁三方面。其中饥饱失常和五味偏嗜明显体现了失中致病的思想。《灵枢·五味》说："谷不入，半日则气衰，一日则气少矣。"《素问·痹论》说："饮食自倍，肠胃乃伤。"

（四）劳逸失度

劳逸失度包括形劳、神劳、房劳三方面的过度。如《素问·举痛论》说"劳则气耗……劳则喘息汗出，外内皆越，故气耗矣"，《灵枢·本神》说"心怵惕思虑则伤神"，《素问·痿论》说"入房太甚，宗筋弛纵，发为筋痿，及为白淫"。正如《素问·经脉别论》所说"生病起于过用"，导致疾病发生的原因尽管很复杂，但无论是时气失常、情志过激，还是饮食失节、劳逸失度，都可归结为失中违和，同样反映了中和思维的观念。

三、调和致中的治病原则

（一）阴阳调和

《素问·至真要大论》说："谨察阴阳所在而调之，以平为期。"调整人体阴阳之间的不和谐，纠正阴阳偏盛偏衰的状态，使阴阳恢复动态相对平衡，是中医学一切临床理论与实践的出发点与最终归宿。《灵枢·官能》说："寒与热争，能合而调之，虚与实邻，知决而通之。"这是把调节阴阳具体化为调节寒热与虚实。《素问·至真要大论》说："从内之外者，调其内；从外之内者，治其外；从内之外而盛于外者，先调其内而后治其外；从外之内而盛于内者，先治其外而后调其内；中外不相及，则治主病。"这是把调节阴阳具体化为从表里论治。《素问·至真要大论》说："微者逆之，甚者从之，坚者削之，客者除之，劳者温之，结者散之，留者攻之，燥者濡之，急者缓之，散者收之，损者温之……适事为故。"这是调节阴阳的具体措施。

（二）五行调节

中医注重五行生克的原理，注重五脏功能的调节。《素问·气交变大论》

说："胜复盛衰,不能相多也,往来小大,不能相过也,用之升降,不能相无也,各从其动而复之耳。"《素问·五常政大论》云:"微者复微,甚者复甚,气之常也。"正因为如此,人体才能在局部出现不平衡的情况下,通过调节继续维持整体上的相对平衡。中医将五行学说运用于治疗,提出了五行相胜相生的多渠道调节机制。如肝郁生火,除直接疏肝气、养肝血、畅肝用外,还可根据病情依五行生克的原则,通过泻子虚母(清心火)、滋水木(养肾水)、培土侮木(健脾土)、宣肺抑肝(悲胜怒)等方法控制肝火。

(三) 针灸、本草、方剂的应用

1. **针刺理法**　《素问·阴阳应大论》说"故善用针者,从阴引阳,从阳引阴,以右治左,以左治右",利用阴阳的相互作用关系,通过调节阴(或阳)而起到治疗阳(或阴)的效果,从而实现阴阳和平,《灵枢·九针十二原》说"凡用针者,虚者实之,满则泄之。宛陈则除之,邪胜则虚之",通过针刺对气血补虚泻实使之恢复平衡。

2. **本草用药**　《素问·汤液醪醴论》载:"黄帝问曰:为五谷汤液及醪醴奈何? 岐伯对曰:必以稻米,炊之稻薪,稻米者完,稻薪者坚。帝曰:何以然? 岐伯曰:此得天地之和,高下之宜,故能至完,伐取得时,故能至坚也。"清代医家徐大椿认为:"盖人者得天地之和气以生,其气血之性肖乎天地,故以物之偏性投之,而亦无不应也。"(《神农本草经百种录》)人得天地之和气以生,而本草万物则感天地之偏气以生。因此,当人体出现阴阳气血偏颇、经络脏腑虚实的病态时,可以用药性寒、温、凉、热、升、降、沉、浮之偏以纠人体之偏,同样体现了调阴阳致中和的思想。

3. **组方配伍**　《素问·至真要大论》指出"主病之谓君,佐君之谓臣,应臣之谓使"。在具体用药组方上,为防止某些药性太过伤正,主张"平治于权衡"(《素问·汤液醪醴论》),应用反佐法以制约其太过。在用药剂量方面,强调"适中""补泻无过其度"(《灵枢·五禁》),"无使过之,伤其正也"(《素问·五常政大论》),无不体现了调和致中的思维特征。

第五节　直　觉　思　维

直觉思维,指在思维过程中,摒弃一切外界干扰,集中所有的思维能力在一切已知的思维材料和认知经验基础上,对事物的本质和规律做出迅速识别、敏锐洞察、直接领悟的一种思维方法。这种思维方法注重意、象统一,即注重主体意念思维与现实世界万象的统一,不讲主客体的区别,主客体相互渗透,物我两忘,天人浑然一体。

一、医者意也

中医直觉思维方式的早期定义为"医者,意也"。其要义在于,强调医者在理论学习和临床实践过程中,对于医家经典论述和圣贤之言,要"专意于一念",殚心竭虑,反复琢磨,一旦心开意解,终于获得独到见解,把握其中真谛的思维方法。直觉思维其实就是古人所谓的"心悟法",有道是"书无尽言,言不尽意",要完全把握医家的医家之道,仅靠读书难以取得,还需要用"心"去心领神会。

二、中医诊断与处方用药贵在神妙心悟

望、闻、问、切,中医四诊合参由来已久。但中医师要真正洞悉病源,诊断准确,就需要澄神内守、静心体察、心领神会,方可得其真相。其实直觉思维也并非神秘,它要求医家要有对中医诊疗理论的彻底领悟,还要有丰富的临床实践经验的积累,以及临证当机立断的内心素质,达到了"只可意会,不可言传"的神妙之效。

中医治疗处方用药,若要达到出神入化的境地,需要医者具备深厚的中医学术功底与长期的临床实践经验。医者用药绝不能拘泥于由语言表述的程式化的东西,而应积极主动调动自己的思维,根据临床实际,灵活运用治疗原则和既往经验,没有僵化的程式可以套用,只有内在的规律应该体悟,所谓"证变则法变,法变则方变"。

第六节　虚　静　思　维

虚静思维指在观察分析事物和研究处理问题时,注重通过"虚"心、"静"神的体证方法,回复到事物最初始状态或达到与宇宙大化的冥合,达到合同大道的目的。能"虚"能"静",即可复本,而所复之"本",本来也是虚静的。虚静思维回复先天本然,保养太和真朴之气,目的在于"复本"。虚静思维是中国哲学的特色,也是中医哲学思维方法的重要内容之一。

虚静思维是中医学重要的思维方法之一,是一种以"不思维""回到原点"为特征的思维方法。无论对中医理论研究,还是对中医临证实践、养生实践,虚静思维都有着极其重要的实际指导作用,任何一名高明的中医都在自觉、不自觉地运用着它。中医学在藏象、诊法、针法、运气、养生等多方面都运用了虚静思维观念。

一、藏象中的虚静思维

《黄帝内经》中"心者,君主之官也,神明出焉""心者,五脏六腑之主也""心者,神之舍也"的观点,解释了人只有在清虚灵明的状态下,才能做到神方安舍,才能调节五脏六腑不相失而安和,才能顺畅百脉,以主宰人体各部组织的正常功能,保持人体自身脏腑阴阳的安和统一,维持人体与外界环境的安和统一,百病不生。否则,就会出现"悲哀愁忧则心动,心动则五脏六腑皆摇"的失调现象。

心是维持人体脏腑阴阳平衡协调的核心环节,平衡协调机制的中枢"神明之府"——"心"是不能容邪的,用《黄帝内经》的话说:心者,"邪弗能容也。容之则伤心,心伤则神去,神去则死矣"。由此可知,内心真正"清净",不为外物所扰,正气内充,就能不为百邪所害。人体藏象中除了"心藏神"之外,还包括肝藏魂,肺藏魄,脾藏意,肾藏志,但无论是心主神明,还是五脏藏神,"清静则生化治,动则苛疾起",神明清静,神气方能内藏不散,脏腑功能就平衡协调;相反,强烈、反复的精神刺激或持久不良的情感抑郁,超过了个体可能承受的正常生理限度,远离了清静安和的本然状态,则会导致机体脏腑气血功能紊乱而破坏机体平衡协调,从而产生疾病。《灵枢·百病始生》:"喜怒不节则伤脏,脏伤则病起于阴也。"说的就是这个道理。

二、脉法中的虚静思维

脉象反映了人体脏气的盛衰、邪气的寒热、病位的表里,但要掌握持脉诊病,从脉象上获得人体真实的信息,就必须做到内心虚静,"是故持脉有道,虚静为保"。虽然中医学曾用各种比喻来描述脉象,例如《素问·平人气象论》曰"夫平心脉来,累累如连珠,如循琅玕,曰心平。夏以胃气为本。病心脉来,喘喘连属,其中微曲,曰心病。死心脉来,前曲后居,如操带钩,曰心死"等,但是文难尽意,意难尽象,单纯靠文字的比喻是很难让习医者领会脉象的真正感觉的,即便是用师徒口授、描绘脉图等方法来表达脉象,如果不能以"虚静之心"直觉体察,多多体验,仍然是"心中易了,指下难明",只有真正做到"持脉之道,虚心不念他事,凝神静虑,以为自保","方可得脉之浮沉,气之内外也",否则谈不上"察脉若神"。

除持脉外,诊病中望诊等诊法亦须做到"虚静""清净"。"是以诊有大方,坐起有常,出入有行,以转神明,必清必净。上观下观,司八正邪,别五中部;按脉动静,循尺滑涩,寒温之意,视其大小,合之病能,逆从以得。"不论是望诊的"上观下观",还是切诊的"按脉动静",必须要做到"必清必净",方可"以转神明",获得患者正确的信息,做出确切的诊断。

三、针法中的虚静思维

针刺效果取决于是否"得气",而得气与否,主要依赖于医生神意的静定专一、内心的微妙体悟与手下的熟练感觉。刺法与神意的关系,主要表现在"治神"和"守神"两个方面。"凡刺之法,先必本于神"是虚静思维在针灸上的具体应用。

"治神",即要求医者在进行针刺治疗时必须全神贯注,"如临深渊,手如握虎,神无营于众物",这样才能使医患之间心心相印,凝神得气,神气相随,获得疗效。针刺得气后,医者仍应专注针端,使针下神气不散,如此才能巩固气感,提高疗效。而"守神"主要指医者针刺时要准确把握患者神气的虚实进退、微妙变化,以便选用适当的针刺补泻手法。把握患者神气,使之安静平稳,这是提高疗效的又一途径,需要在针刺前通过言语诱导、营造环境等方法使患者精神聚会,思虑虚静,神气内守,然后进针、调针,使针下易于得气。针刺治病本身包含了医患双方体道的过程。就患者而言,如果精神涣散,嗜欲无穷,忧心忡忡,而精弛神去,血滞气散,不利于疾病的恢复;用针之际,一定要让患者存神凝意,虚一而静,乃可刺之,否则不可施治,治之有害无益。

四、养生中的虚静思维

中医学虚静复本的思维观念最突出集中在养生实践中。《素问·上古天真论》说:"恬惔虚无,真气从之,精神内守,病安从来?"养生最关键就是要做到内心"恬惔虚无",防病最关键的要义就是要做到精气、神明"内守"。"恬惔虚无"就是要做到"虚静"体道,"虚静"守道,"虚静"养道,"虚静"合道,总之一个字,要"静";"精神内守"就是要复归本心,复归本元,复返本然,复返本真,要"向内用心"。内心能做到"恬惔虚无",精气、神明能做到"内守",也就是做到了"虚静复本",真气自然顺从条畅,精气自然内持不散,神明自然虚灵不昧,邪气自然不能为害,疾病就不会发生。由此可见,"虚静复本"是中医学最根本的养生智慧,它既是养生方法,也是养生原则,是中医学重要的思维特征。

《素问·上古天真论》中提到,不懂养生的人"以酒为浆,以妄为常,醉以入房,以欲竭其精,以耗散其真,不知持满,不时御神,务快其心,逆于生乐,起居无节",为欲望所支配,背离人根本的恬惔状态,就会"半百而衰也"。而懂得养生的人,能够做到"法于阴阳,和于术数,食饮有节,起居有常,不妄作劳……志闲而少欲,心安而不惧,形劳而不倦,气从以顺,各从其欲,皆得所愿",这样,法天地而生,顺四时而养,恬惔虚静,归元复本,从而达到"年皆度百岁而动作不衰"的生命修养境界。

第七节 顺势思维

顺势思维,即顺应自然之势以及事物时序变化规律,以治疗疾病和养生防病的中医思维方法。

中医的顺势思维强调人与自然和谐统一的"天人合一"思想,在道家"道法自然"等崇尚自然、顺应自然思想的基础上发展出更丰富的内涵。自然本身运动的变化所表现出来的规律也就是人类在他的活动中所应当遵循的规律,顺势思维基于天地之道,注重顺应事物发展趋势,遵循客观规律,以此指导认识和处理人与自然的关系,指导开展中医养生保健和临床诊疗。

顺势思维在中医学方面的应用,主要是应用在中医治疗疾病方面,中医学认为疾病的发生与发展是在内外环境因素的影响下,邪正斗争导致机体阴阳失调,脏腑经络气血等功能紊乱的病理过程。所以在治疗疾病时要综合考虑诸种因素,顺应病势及阴阳消长、脏腑经络气血运行的规律,把握最佳时机,以最小的成本达到最佳的疗效。

一、顺应病邪性质和部位而治

根据不同病邪所造成的"势"，尤其是以实邪为主的病证，应根据邪气所在部位和性质而采取相应措施，使之从最简捷的途径以最快的速度排出体外，以免病邪深入而过多损伤正气。随其性而宣导之，就其近而驱除之，如《素问·阴阳应象大论》所云"因其轻而扬之，因其重而减之……其高者，因而越之，其下者，引而竭之；中满者，泻之于内；其有邪者，渍形以为汗；其在皮者，汗而发之。"如邪气质轻，则用扬散之法，如风邪宣散之类；邪气重浊，则用逐渐衰减之法，如湿邪可淡渗；邪在上焦者，因其在上之势，发越而使之出，可涌吐；邪居下焦者，因其在下之势，引而下出，如利尿、攻逐、导便、灌肠等；中脘痞满者，则分消于内而泻之，可用泻心汤类；邪在表、在皮，因其在外之势，可用汤渍或用药取汗，如发散风寒表邪。

二、顺应正气抗邪的趋势而治

中医学认为，疾病的过程即正邪斗争、消长进退的动态变化过程，不同的病邪，其性质和致病特点不同，因而侵袭人体的途径及停留部位也不尽相同。人体正气具有抗御邪气入侵、祛邪外出、免于机体发病的功能。就某一具体患者而言，这种正邪斗争总是发生在某一病程阶段和具体部位，所表现出的自然趋势具有时间性和方向性。故治疗疾病应抓住最佳时机和方向，顺应患者体内正气抗邪的趋向，采用切中病情的治法方药，从最佳的途径祛邪外出，在最短时间内达到治愈疾病的目的。伤寒初期，机体抗邪于表，表实用麻黄汤发汗解表，表虚用桂枝汤解肌调和营卫，使邪从汗解；邪深入里，化热化燥，肠内积滞，正气尚盛，用承气汤通里攻下，排毒泻热；痰浊留滞胸膈，脘痞气冲，愠愠欲吐，用瓜蒂散涌吐痰涎；太阳经经邪传腑，膀胱蓄水，用五苓散化气行水；若下焦蓄血，用抵当汤（丸）攻决瘀血。诸病水者，腰以上肿，多兼风邪，水邪存表，宜发汗疏泄水湿；腰以下肿，水湿重浊凝聚，用渗利导水下行。仲景治黄疸有汗、吐、下、利小便诸法，使用之际，辨别机体抗病趋势非常细致。《金匮要略》云"酒黄疸者，或无热，靖言了，腹满欲吐，鼻燥，其脉浮者，先吐之，沉弦者，先下之"，脉浮提示正气抗邪于上，则以涌吐祛邪最为便利；脉沉弦，提示邪结胃肠，以泻下祛邪最为捷径。

在温病治疗中,叶天士根据邪从外来、由浅入深的发展规律,提出卫、气、营、血四阶段的"汗、清、透、散"治法;吴瑭针对外感病三焦传变,提出"轻、平、重"的治法,均是根据温病上下浅深、正邪相争、郁闭外达之势,结合脏腑特性而确立的顺势治则。王孟英归纳此法在温病治疗中的应用为邪在表在上宜散、寒凉清热勿凝、邪在里宜攻、半表半里和为顺、三焦湿热宜分消、入营闭心包宜透转六个方面,并指出顺势利导之"势"反映了人体固有的自我调控能力,即祛邪能力。正是这种能力与邪气之间的交争,促使病证呈现出一种向愈的发展趋势。治疗用药当充分顺应和利用这种趋向,最大限度、最有效地顺正逆邪,保护正气,祛除邪气。

三、顺应脏腑气机苦欲喜恶之势而治

人体每一个脏腑都有其气机活动的特点,顺应该脏腑的气机之势施治,就等于增强了该脏腑抗御邪气和恢复正气的能力,从而获得良好的疗效。《素问·六元正纪大论》谓"木郁达之,火郁发之,土郁夺之,金郁泄之,水郁折之",则是顺应五脏气机的祛邪趋势而制定的五脏实证治法。

苦欲喜恶是脏腑特性的反映,当脏腑生理特性受到遏阻时,常常表现为病态,顺畅脏腑特性也是治疗脏腑病证的重要环节。如《素问·脏气法时论》所说的"肝欲散,急食辛以散之""脾欲缓,急食甘以缓之""肾欲坚,急食苦以坚之"等,就是分别顺应肝气恶郁喜散、脾气恶急喜缓和肾气恶泄喜藏的脏气特性所制定的有效治法。如肝主疏泄,性喜条达而恶抑郁,故肝病之治,顺畅其性,重在疏解肝郁,兼柔其体。治疗肝血不足、虚劳虚烦不得眠之酸枣仁汤,用酸枣仁、茯苓、知母等清热、养阴、安神,配以辛温之川芎,是因肝木性主散达而恶抑郁,川芎其气辛温芳香,性喜走散,有调达肝气之功,符合"肝欲散"的生理特性,故用川芎"辛以散之"。

四、顺应十二经脉气血运行之势而治

十二经脉的气血运行是有规律的,这主要表现为运行的方向性和时间性。在治疗上若能遵循和利用这一规律,就能收到较好的效果。这在针刺气功疗法中尤为明显。《灵枢·卫气行》中指出,针灸治疗常根据此经脉气血时辰涨落变化以补虚泻实,即对实证泻之,应在气血经脉脏腑经气方盛之时,迎着气血流注方向刺之,并用泻法,以加速开启经脉脏腑气血流注,防止经脉过早闭合,致气血潴留瘀滞为患。对虚证补之,应在气血刚刚流过经脉脏腑气血方衰之时,顺着气血流注方向刺之,并用补法,以延迟经脉之闭合,利于气血继续流注其中。如果不能掌握经气运行之势,有可能就会出现《素问·离合真邪论》所说"大气已过,泻之则真气脱,脱则不复,邪气复至,而病益蓄"的后果。后世的"子午流注"针法正源于此。

五、顺应天时地理之势而治

人生活于天地之间,天地阴阳的变化必然通过各种途径影响人的生命活动,特别是脏腑气血,故《黄帝内经》强调顺应天时之势而治,主要体现在"因天时而调血气"的法则。例如,春夏气血浮浅趋向于表,秋冬气血收藏趋向于里,这种四时气机的升降运动,会影响疾病之深浅及病势之逆、顺,故治疗疾病当顺应四时气机升降之势。《素问·四时刺逆从论》谓"从其经气",就是顺应四时气血的出入浮沉趋势而决定治疗方法。

李东垣在《脾胃论·用药宜禁论》中指出,吐法鼓舞胃气上逆,以鼓涌邪气自上而出,其势上行,故一般春夏无忌,而秋冬则宜慎用;汗法透邪,药势上行外散,宜用于春夏气时,而于秋冬气机降沉,尤其冬月闭藏之令,则宜慎用;下法功在推荡邪气自下而出,药势趋下,不利于人体气机之升浮,故春夏宜慎。但若外感病,尽管发病于秋冬阳气降沉之时,却不可不汗;火热升浮,发作于春夏阳气升浮之际,亦不能降,舍此别无他法,此时则当舍时从病,从权用之。然也须因时选药,中病即止,并及时采用调护措施,将逆四时气机之势的危害性降至最低限度。如《续名医类案》卷五载张路玉治一人,平素相火不时上升,交春则龙雷大发,火势倍增,张氏用"生脉散加百合、茯神、龙齿以安其神,稍兼萸、连以折其势"有逆于春月气机之升,因此,"数剂少安,即令勿药,以养胃气,但令日用鲜百合煮汤,服之,交秋天气下降,火气渐伏,可保无虞"。

六、顺应患者情志之势而治

《黄帝内经》认为,患者的情志变化,对其病理变化有举足轻重的作用,因此,不仅病者在诊病时"数问其情,以从其意"(《素问·移精变气论》),而且更强调在治疗上应"顺其志""便患者"(《灵枢·师传》),即尽量在言行上满足患者的要求,避免引起患者的不愉快情绪。反之,如果不能顺应患者情志欲望而治,就会使患者"神不使",以致产生"精神不进,志意不治,故病不可愈"(《素问·汤液醪醴论》)的严重后果。

第八节 功 用 思 维

功用思维,指在观察分析和研究处理问题时,注意事物的功能、属性、效用,而不是形态、结构与组成;注重取得实效、解决实际问题,而不侧重分析、验证物质机制的思维方法。中国古代哲学,注重从事物的功能、属性效用出发考虑问题,具有重用轻体、重道轻器的思维特征。

中医学是一门临床医学,中医理论思考的焦点始终是临床疗效的提高,中医大夫的作用就在于运用中医理论指导帮助患者战胜疾病、恢复健康。传统中医学没有从解剖角度、没有从病原微生物的角度去探讨疾病的物理、化学实质,而是体现出重功用、重实效的思维取向。中医理论研究与临床实践中的注重功效的思维特点,是中国古代哲学功用思维的运用与体现。

一、人体藏象内涵的功能属性

藏象学说里的脏腑概念虽然包含着若干解剖学的成分,但从主要方面看,却是一个标志各种功能联系的五行-五脏整体气化系统。脏腑概念的内涵主要是以人体整体功能为基础,通过人体生命活动的现象之"象"而确立的。因此,脏腑是一个形态结构和生理功能相统一的概念。

"气"是中医学的基本范畴,也是藏象学的基础概念。"气"既是物质存在,又有功能意义,是物质与功能的统一,既体现了生命物质(体)与生理功能(用)相统一的生命本质,又体现了重用轻体的思维特征。在中医学体系中,对于每一脏腑和经络,并不重视探究它的构成成分和物质结构,而是着重探究它在机体中的作用及其行为方式。

二、病因病机认知上的功用倾向

中医学对疾病病因病机的认识,大都是功能性的改变,而非器质性的改变。中医学认为,人体生病其实就是一种功能失调的病变,即人体在多种致病因素作用下,阴阳平衡被打破,致使机体出现形神相失、气血逆乱等病理现象。所谓人体阴阳失衡,就是一种和谐状态的被打破,脏腑气血运动的正常功能的失常。

中医学辨证论治之"证",也是反映一种功能性的改变,不反映器质性改变。中医内科、妇科、儿科的有些"证",虽然涉及多种器质性改变,但不能简单对应于西医某一种器质性病变,"证"更多地揭示了机体综合功能状态的改变,因此难于解剖定位。

【结语】

中医思维方式在经验思维的基础上,以象数思维为主导,以整体思维、变易思维、中和思维、顺势思维等为核心,具有经验性、整体性、辩证性、直观性、恒动性等特征,具有一定的优势和特色。中医正是有了这些思维方式,才能够长久不衰,有效地指导临床实践,但是也有其保守、机械、对事物本质认识不够、缺乏事物定量分析等诸方面的不足,需要在实验、实践中进一步验证和发展,有的难以用语言表达,难以用文字记录,具有较强的个人经验性,在一定程度上也限制了中医的思维,对于中医思维中存在优势和不足共存的现象,要求我们后学能够客观公正看待和应用。

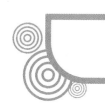

第十章　中医的思维方法

【阅读导引】

　　中医的思维方法是中医学理论体系在认识人类生命现象、疾病变化规律时采用的方法,对于学习和研究中医有重要的意义。主要的方法包括了揆度奇恒、以表知里、演绎推理、援物比类、试探与反证、内景返观等方法,学习中医的思维方法可以正确理解、掌握中医学理论知识、提升中医理论水平、提高临床分析解决问题的能力等。

第一节　揆 度 奇 恒

　　"揆度奇恒"是指在观察分析处理事物时,注重事物运动与变化发展,在基于事物整体性的基础上,运用一般与特殊的哲学观点,比较、测度、评析事物正常与异常、常变与异变的思维方法。在《黄帝内经》中广泛运用,《素问·玉机真脏论》曰"揆度奇恒,道在于一,神转不回,回则不转,乃失其机"。在整体观念的指导下,分析、比较人体五脏六腑表现在外的正常或异常变化的"象",以揭示生命运动中相对不变的规律和生理特征,即所谓"恒",进而以此为基准,了解人体所出现的特殊规律和病理变化,即所谓"奇"。《黄帝内经》应用这一思维方法分析生理病理,确定发病与否,鉴别诊断疾病,拟定治疗方案等。

一、天人相应

　　顺四时为恒,逆四时为奇。《素问·宝命全形论》云:"人以天地之气生,四时之法成。"立足于天人相应的整体观"揆度奇恒"之变,人体的生理功能顺应天地之气的生、长、收、藏规律则为"常",违逆四时阴阳则为"奇"。以脉象为例，《素问·脉要精微论》曰"是故持脉有道，虚静为保。春日浮，如鱼之游在波；夏日在肤，泛泛乎万物有余；秋日下肤，蛰虫将去；冬日在骨，蛰虫周密，君子居室"，指出春脉浮、夏脉洪、秋脉毛、冬脉沉皆为人体正常的生理性脉象。而《素问·玉机真脏论》曰："所谓逆四时者，春得肺脉，夏得肾脉，秋得心脉，冬得脾脉，其至皆悬绝沉涩者，命曰逆四时。未有脏形，于春夏而脉沉涩，秋冬而脉浮大，名曰逆四时也。"说明得相胜之脉，逆于四时阴阳则为病脉。所以《素问·平人气象论》曰："脉得四时之顺，曰病无他；脉反四时及不间脏，曰难已"。

二、形神一体

形与神俱为恒，形神相离为奇。依据形神一体的整体观"揆度奇恒"之变，以形神健全为"恒"，是健康的根本；若形神相离则为"奇"，是疾病危重的征兆。《素问·上古天真论》认为，上古之人深得养生之道，"故能形与神俱，而尽终其天年"。而《素问·汤液醪醴论》则强调"神去之而病不愈"。《灵枢·天年》亦云："神气皆去，形骸独居而终矣""失神者死，得神者生也"。《灵枢·小针解》云："神者，正气也。"所以《素问·玉机真脏论》言"形气相得，为之可治""形气相失，为之难治"。所以健康为恒，疾病为奇。在疾病状态下，则单纯轻浅易治的病变为恒，复杂深重难治的病变为奇，也可称为奇中之奇。

三、五脏中心

五脏六腑为恒，奇恒之腑为奇。人体是以五脏为中心的统一的有机整体，其中五脏及相表里的六腑是藏象理论体系的核心，所以五脏六腑在脏腑体系中为"恒"；一些其他脏腑器官，因其形态似腑，中空有腔，功能似脏，藏而不泻，则为"奇"，名之曰奇恒之腑。《素问·五脏别论》以"揆度奇恒""取象比类"的思维方法说明"脑、髓、骨、脉、胆、女子胞，此六者地气之所生也，皆藏于阴而象于地，故藏而不泻，名曰奇恒之腑"。与此相应，人体奇经八脉正是在与十二正经相比较的基础上提出的。与五脏六腑这些恒常之脏有直接络属关系的十二经脉，即为"恒"经，故命名为"正经"；与五脏六腑没有直接络属关系，彼此也没有表里相合关系的另外八条经脉自然被命名为"奇经"。《难经·二十七难》云："有阳维，有阴维，有阳跷，有阴跷，有冲，有督，有任，有带之脉。凡此八脉者,皆不拘于经,故曰奇经八脉也。"

四、胃气为本

有胃气为恒,无胃气为奇。人以胃气为本,有胃气则生,无胃气则死。以胃气的有无可以辨识奇恒之变。《素问·平人气象论》以脉诊为例,曰"春胃微弦曰平,弦多胃少曰肝病,但弦无胃曰死",与"平肝脉来,䏲弱招招,如揭长竿末梢,曰肝平,春以胃气为本。病肝脉来,盈实而滑,如循长竿,曰肝病。死肝脉来,急益劲,如新张弓弦,曰肝死"。都是通过比较脉象的变化,根据胃气的多少有无判断平、病、死脉。

同理,色诊中的五色之隐然含蓄、明润光泽者,是有胃气,为"恒";若见彰然外露、枯槁无泽者,脏气外脱,为"奇"。如《素问·脉要精微论》曰:"夫精明五色者,气之华也。赤欲如帛裹朱,不欲如赭;白欲如鹅羽,不欲如盐;青欲如苍璧之泽,不欲如蓝;黄欲如罗裹雄黄,不欲如黄土;黑欲如重漆色,不欲如地苍。五色精微象见矣,其寿不久也。"总之,就健康与疾病而言,有胃气为"恒",为健康无病的表现;胃气少或无胃气则为"奇",为病。就疾病而言,胃气少为一般病变,为"恒";胃气全无则为死证,为"奇",亦即奇中之奇,表明预后不良。故《素问·平人气象论》云:"平人之常气禀于胃,胃者,平人之常气也,人无胃气曰逆,逆者死。"

五、守中知变

中和不偏为恒,太过不及为奇。中和思想是传统文化的核心精神,《道德经》云:"多言数穷,不如守中。"《中庸章句》解释道:"中者,不偏不倚,无过无不及之名。"在中和思想的影响下,《黄帝内经》强调知常达变,《素问·三部九候论》曰:"必先知经脉,然后知病脉。"这里的经脉是指中正平和的常脉,即"恒",病脉则指太过、不及的脉象,即"奇"。《素问·平人气象论》用健康人的呼吸来测定病人脉搏的迟速,曰:"人一呼脉再动,一吸脉亦再动,呼吸定息脉五动,闰以太息,命曰平人。"以此为判断基准,若"人一呼脉一动,一吸脉一动,曰少气。人一呼脉三动,一吸脉三动而躁,尺热曰病温,尺不热脉滑曰病风,脉涩曰痹"。若太过不及至极,则为奇中之奇,预后往往不好,即所谓"人一呼脉四动以上曰死,脉绝不至曰死,乍疏乍数曰死"。

"揆度奇恒"是构建《黄帝内经》理论体系的重要思维方法,是用类比比较的方法分析识别人体的常与变、常变与异变,体现了一般与特殊的哲学观点。其理论基础是中国传统文化中多样性服从于同一性的整体观。

第二节　以表知里

以表知里的认识方法是通过观察在体活人的生理功能和病理表现的异同,采用"取类比象"的说理方法阐述其内在的规律,即以对象内部与对象外部的规律性联系为基础,通过认识表"象"的规律,察其异同,同时与外界事物的关联间接地把握对象。外在征象是活体的内脏器官功能在机体外部的表现,即生命征象是客观存在的,在《黄帝内经》就奠定以"象"论理的思维方式的基础,也是中医学以表知里的认识方法形成的系统观。这种认识方式最大的优势就是能够在并非完全了解事物的精确功能的情况下,把握事物的内在规律,从而在探索未知领域取得意想不到的成果,用于治疗疾病则可达到纠偏的相对效果。

一、藏象学说

中医学中,以表知里法用得很多,藏象学说就是一个最好的例子。所谓藏,是指藏于体内的内脏;象,指表现于外的生理功能和病理现象;藏象,即藏于体内的内脏所表现于外的生理功能和病理现象。例如肺,是藏于体内的内脏;呼吸,是表现在外的生理功能;咳嗽、气喘、咯血等则是表现于外的病理现象。没有肺,就不可能有呼吸,也不可能出现咳嗽、气喘和咯血。所以说,没有藏,就没有象,象是由藏产生的。因而,有藏,就必然出现象,就像在阳光下,有了人就必然有影子一样,藏和象是不可分割的整体。因此,中医通过对藏象的观察就能分析和判断内脏的情况。中医十分重视藏和象之间的联系,所以把研究内脏的学说称为藏象学说。

二、诊断疾病

在对疾病的诊断过程中,中医也经常应用以表知里法,例如望面色。由于面部皮肤下存在丰富的脉络,血在脉中运行,其色泽通过皮肤向外透出,故无病之人面色微红而滋润。若人体血虚,则面色淡白;血热,则面色红赤;血瘀,则面色青紫。即所谓血行于内,色现于外,观色即可以察血。故《素问·阴阳应象大论》说:"以我知彼,以表知里,以观过与不及之理,见微得过,用之不殆。"充分肯定了这一方法在中医学中运用的普遍意义。

第三节　演 绎 推 理

演绎推理,即根据已知的某些事物的属性,推演与此事物相关的其他事物属性的方法,是从一般到个别的思维方法。人们以归纳所得到一般的共性的结论为依据,去研究个别的、尚未深入研究的或新出现的事物,再探求新的结论。如此推理下去,又可以得出许多新的结果。演绎法在各门科学的研究中都用得比较多,在中医学中也用得相当普遍。

在中医学中,演绎是常被用来阐释生命活动或用作疾病的诊断和治疗的推理方法。例如对肝脏生理功能的认识,由于肝在五行中属木,木具有升发的特性,而自然界中在木上生长的枝条则具有舒展畅达的特性。肝属木,所以肝也就具有升发和喜舒畅条达的生理活动特点。根据这一推理,中医认为肝主升,能使人体的气向上升发。如果肝气太旺,升发之力过强,就会导致人体气血上涌,而出现面红目赤、头胀头痛等症状。此时,当使肝气平复,临床常用"平肝"的中药及针刺具有"平肝"作用的穴位等进行治疗,多能收效。根据演绎推理,中医认为肝主疏泄,即肝具有使人体内气的运动疏通畅达,疏通而不停滞,散发而不郁结的功能。这一功能正常,则全身气血流通,情志舒畅;若肝主疏泄的功能障碍,称为肝失疏泄。这时,人体气的运行不畅,肝气郁结或停滞,因而在病变部位出现闷、胀、痛等症状。此时应当疏肝,用疏肝理气的药物,或用针灸、推拿等疗法,多能收到良好的效果。又如对水肿的治疗,按照五行的相克规律,应当土克水。人体五脏中脾属土,健脾使脾旺盛,则应当能制约水,而使水肿消除。所以中医临床上遇到水肿,常用健脾利水的方法,对于脾虚而致肿者多能收效。上述推理方法是中医所常用的,在理论阐述和临床应用上,都有指导价值。

由于中医学经常直接用阴阳学说、五行学说、精气学说等哲学思想说明人体的生理病理变化,或用以指导养生和疾病的诊疗,也就是说,常用一般的理论去指导或论证特殊的事物,因而演绎法在中医学中是用得相当多的。

第四节 援物比类

援物比类是一种将事物现象通过性质特点的分析加以综合归纳、分门别类，又将同类事物通过比拟方法建立起有机联系的思维方法，又称"取类比象"或"取象比类"，简称"比类"。这种思维法将杂乱无章、千头万绪、表面无关的自然现象、生理病理现象加以归类，联结成有机的整体。比如藏象学说就是通过阴阳五行的援物比类建立了脏腑、经络、脉、色、味、液、体、窍、志、天、地、方位、季节等联系。

援物比类首见于《素问·示从容论》"夫圣人之治病，循法守度，援物比类，化之冥冥，循上及下，何必守经"，是指两类事物联系比较，总结类似或相同之处，用已知推论未知，并指出"不知比类，足以自乱"。《素问·五脏生成论》说："五脏之象，可以类推。"在当时无法揭示更深入、更细微规律的情况下，这种理论及其思维方法不仅科学地揭示了某些医学规律，有效地指导临床，还预见了某些至今才发现或尚未发现的医学规律，其中有些奥秘还待进一步发掘。也正是由于中医理论的高度概括性、抽象性，才使它能有较长时期的相对稳定性和深远广泛的指导意义。

中医学将五脏六腑与自然规律及社会关系相类比推论构建中医理论体系。因此，援物比类是中医理论体系的朴素认识方法，也是中医学广泛运用的思维方法。《素问·五运行大论》："天地阴阳者，不以数推，以象之谓也。"即"天人合一"思想，用已知推断未知是中医理论实践创新的重要方法。

一、解释人体的生理和病理

（一）解释生理

中医学从整体观念出发，常以自然界和社会的事物来和人体内的事物相类比。例如，自然界天寒则河水凝结不通，植物的营养多藏于根部，小动物藏于地下冬眠；天温则河水流畅，动植物皆繁荣于外，人亦与之相应。故《素问·八正神明论》说："天温日明，则人血淖液而卫气浮，故血易泻，气易行；天寒日阴，则人血凝泣而卫气沉。"

（二）解释病理

中医还常用类比法来探求病因，如在自然界，树枝自己是不会动的，被风吹了才动,微风时树叶颤动,风较大时树枝摇动,风太大时则整棵树被倾倒,只有风平息了,树才能恢复平静。因此,中医认为人体四肢和头部不自主地震颤、摇动,严重时人突然仆倒、半身瘫痪等病症,都是风所引起的。自然界的气动得太快,则生风,这种风从外部侵犯人体,是谓外风;人体内的气动得太快,也生风,这种风引起疾病,是谓内风。故清代叶天士在《临证指南医案》中说:"内风乃身中阳气之动变。"因为内风不能祛除,只能平息,所以不能用祛风药,只能用息风药,能收到一定的效果。从动摇是风,到人体内的气流动太快也是风,进而把风病分为外风和内风,治疗也分为祛风和息风。这种认识的层层推理,都是中医对类比法的应用。

二、阐明药物的功效主治

如观察到人体被水蛭吸血的部位血流不止,进而推论水蛭有活血作用;天麻能在风中独立不摇,故又名定风草,从而推论本品有息风、定惊之功效;又如观察到核桃有类似脑回的纹路,从而认为其有补肾益智的作用等。

三、指导临床治疗

在治疗疾病时,中医也常用类比法。例如在选择治疗的时机上,《灵枢·逆顺》说:"兵法曰无迎逢逢之气,无击堂堂之阵。刺法曰:无刺熇熇之热,无刺漉漉之汗。"这是说,在军事上,如果敌人士气锐盛、阵容严整,则不可冒失出击;在针刺治疗上,当病人正在发高热、出大汗时,机体内邪势鸱张,就不宜施针,这是以打仗和针刺治疗进行的类比。清代医家徐灵胎更把用兵之道统比于治病之法,而作《医学源流论·用药如用兵论》一文,文中列举各种治法与兵法类比,最后说"孙武子十三篇,治病之法尽之矣"。

四、具体治法

(一)"提壶揭盖"法

水壶如果盖着盖子,其中的水就难以倒出,这时如果把壶盖打开,则可水流如注。中医学根据这一现象,认为在人体内,肺的位置最高,就像一个盖子,肺气郁闭,则易致下焦不通,从而产生水肿、小便不利,甚至大便闭塞之症,因此可用宣开肺气之法治疗此类病症。这种治疗方法被称为"提壶揭盖"。"提壶揭盖"是中医学中一个非常常用而且有效的治法，如《名医类案》中朱丹溪的一则医案：一人小便不通，医用利药益甚，脉右寸颇弦滑，此积痰在肺，肺为上焦，膀胱为下焦，上焦闭则下焦塞。如滴水之器必上窍通而后下窍之水出焉。以药大吐之，病如失。现代医家用"提壶揭盖"法也比较广泛，如治疗前列腺增生症、尿潴留、习惯性便秘、肝硬化腹水腹胀、泌尿系结石肾积水、老年夜尿频等，都取得较好的疗效。由此可见，上焦得开，下焦得通，提壶揭盖水自流。

（二）"增水行舟"法

舟无水则停，同理，便无津则不通。这个简单的比拟产生了中医学治疗阴虚便秘的一个经典治法——"增水行舟"。"增水行舟"法的代表方剂为增液汤，首见于吴鞠通的《温病条辨》："温病之不大便，不出热结液干二者之外……其偏于阴亏液涸之半虚半实证，则不可混施承气，作增水行舟之计，故汤名增液。""增水行舟"法用于治疗津枯液少之便秘有奇效，如治疗老年虚性便秘、吗啡类药物（温燥之邪）等所致便秘。

（三）"釜底抽薪"法

"抽薪止沸，剪草除根"。"釜底抽薪"就是当锅中之水沸腾的时候，从锅底抽掉柴火，使锅中之水迅速冷却。中医学根据此现象，把此法运用于大便秘结所致的各种实热证。无论便结与发热是否为因果关系，通腑即可以泄热。临床对于高热不退者，经常可见腑气一通即热退身凉，犹如止釜中水沸，扬汤不若抽去釜下之薪。临床常视情况选用承气类方，如大承气汤、小承气汤、调胃承气汤、增液承气汤等。还可以用于治疗上部热象比较明显，出现咽喉红肿疼痛、舌赤唇痛、口内生疮、大便干结时，采用寒凉攻下法，大便一通，火热下行，上部热象顿消。

（四）"畜鱼置介"法

"畜鱼置介"是俞昌用来治疗脱证的经典方法，他通过日常生活的观察，发现"畜鱼千头者，必置介类于池中"，认为"鱼虽潜物，而性乐于动，以介类沉重下伏之物，而引鱼之潜伏不动"。从而悟出"同气相求"的道理，认为"阳欲上脱，阴下吸之；阴欲下脱，阳上吸之"。因此，俞氏认为对于阳浮于上的上脱证，须加介类潜纳浮阳之品，才能使真阳复返其宅，与其阴相恋，从而达到阴平阳秘。这一治法对治疗阳气浮越之证仍有一定指导意义。

第五节　试探与反证

　　试探,即对研究对象先做考查,提出初步设想,依据这种设想采取相应措施,然后根据措施在研究对象身上所得到的反应,对原有设想做适当修改,以决定下一步措施的一种思维方法。反证,是从结果来追溯和推测原因,并加以证实的一种逆向思维方法。这两种方法的相同之处,是它们都从结果来进行反推,不同之处在于试探法要事先采取一定的措施,再观察结果,而反证法则不必采取措施。这两种方法,在各种科学研究和医学诊疗中,都被广泛使用。临床病证纷繁复杂,"至虚有盛候,大实有赢状""阴证似阳,阳证似阴""真热假寒,真寒假热"等疑似难辨证候是临床常遇到的棘手问题,在这种情况下,可试探性用药,通过观察病人对药物的反应,进一步辨别、诊断和治疗。"诸寒之而热者取之阴,诸热之而寒者取之阴",其中"寒之""热之"即属试探法。

一、补与通的试探

　　临床上常可遇到这样的病例,既有"瘀"的表现,又有"虚"的证候,此时究竟以"补"为主还是以"通"为主,若在这种情况下运用"试探"法,往往会有助于明确辨证,提高疗效。例如慢性咳喘,其表现不仅"虚"与"瘀"兼夹,还有"痰浊"见症,证候错杂,此时以"试探"法,先用补脾益肺之品,不效乃改投活血化瘀之药,再不效则更弦易辙,用"平喘化痰"法,三法交替"试探",往往能取效于其中。

二、补阴与补阳的"试探"

　　临床上,还常见到阴虚证与阳虚证交织出现的情况,此时为了解决病证中的主要矛盾以击中要害,可以先补其阳,不效再补其阴;或先补其阴,不效再补其阳。对于一些西医已经明确诊断的病人,但尚未出现明显的中医的"证",此时之治,用"试探"法治疗亦常收良效。例如,有些高血压病人,其血压值已达到诊断标准,病人偶有头晕表现,舌苔薄黄,脉细数,并没有表现出中医典型的肝阳上亢的"证",采用"试探"法,先给病人少量滋阴补阳药口服,服后若身感不适则改用平肝潜阳、利尿化湿的中药,同时视血压高低情况配合西药治疗,这样疗效就会明显提高。人体的阴阳平衡总是保持在相对稳定的动态水平上,身有疾患必然导致阴阳失衡,阴阳不辨,难以收功,欲辨阴阳之虚孰轻孰重,治疗不妨先行"试探"。

三、小剂量与大剂量的"试探"

用药剂量的大小,对于疗效影响甚大。然而病人体质有所不同,对药力的耐受程度也自然有所差别,临床用药一定要从小剂量到大剂量逐级进行"试探",免致物极必反。

"试探"法在中医临床中具有重要的实践意义。实际上,中医治疗就是根据"有诸内必形诸外"的原理来诊疗疾病的,而"试探"法正是通过信息反馈以获得新的信息,从而为辨证论治提供更为合理的依据,因此,"试探"法是建立在科学严谨的医风之上的,不能随意使用,也不能拿病人当实验品。这种方法是为了在错综复杂的病证面前求得正确诊断的一种有效做法。

四、中医的反证法

中医学认识病因的"审证求因",可以说是典型的反证法。它通过对症状和体征的认真分析和辨别,从结果出发去追索和反推病因,中医病因学中的"六淫"学说大多是这样形成的。应当指出,在疾病过程中,症状和体征是病因病机的表现与结果,两者之间存在着因果联系,故分析症状与体征便可以在一定程度上把握病机,推导出病因。以外感病的辨证分析为例,如患者表现有重浊黏滞、气机阻滞之纳呆困倦、舌胖苔厚腻等症状或体征者,再结合其发病时令和患者的居住环境,即可反推出病因为"湿邪",并可以根据运用祛湿疗法或祛湿方药的效果,来反证或修正原先的推论。反证法除用于认识病因外,在基础理论的形成和发展,以及指导临床处方用药等方面也起着积极的作用,特别是在认识复杂的事物或现象时,具有一定的意义。

第六节 内景返观

在中医古典文献中,尚有内景返观一法,内景返观是中国古人认识事物规律的一种特殊方法,它认为机体在某种特殊状态下,人的自我感知能力可在一定程度内体察或感知机体自身的内在景观（通常指内部的功能状态），甚至能做出某些适度调控的特殊方法，又称为内视法、内照法。这是中医学所特有的认知方法。据记载，华佗写有《内照法》一书。晋代葛洪《抱朴子内篇》中曾说"反（即返）听而后所闻彻，内视而后见无朕"。明代医家李时珍在其《奇经八脉考》中也指出："内景隧道，唯返观者能照察之。"所谓"内景"即藏象，"隧道"即经络，"返观者"即指进行内证实验（修道）的人。意思是说，脏腑内景和经络隧道，只有某些经过特殊修炼、有内视返观能力的人方能体察而感知。有学者主张，中国古代的修炼者，主要针对人体精、气、神修炼，即炼津化精、炼精化气、炼气化神、炼神还虚的修炼。当修炼人打坐放松入静时，静极生动，人体真气开始沿着经络运行，人便开始体验到气与经络的存在，当修炼的入静愈深时，就愈能真切地感受到经络与气的存在形式，并能感受到人体穴位的开启，把这些状态下的认识总结出来就形成了系统的经络理论。

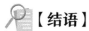【结语】

中医学借助中国传统哲学思维方法构建了自己的思维方法体系，用以解决医学问题，通过比较、分析、归纳、演绎等思维方法，创立了辨证论治的思维体系。在中医思维指导下对生命规律的认识，以及对疾病状态的治疗是具有科学价值的，但是，中医固有的理论和现代医学技术水平相比较，缺少客观化、量化标准的四诊，规范程度不足的证候诊断等一直是研究的难点问题。在当今医疗模式下，诊疗疾病时既要保持传统中医思维方法，又要做出新的思维模式的改革和创新，以适应现代医学诊疗技术，推动中医学的发展。

第十一章 中西医思维方式之比较

【阅读导引】

　　源自不同文明源头的中西医学,带着各自的文化特质在同一时空中相遇,自然而然地发生碰撞。他们对世界源头追问的不同回答,他们走过了完全不同的历史发展过程,他们对世间万物持有大相径庭的审美意蕴等。这些最终都会形成不同的对客观世界认识的学术思想、学术内容、学术风格和行为模式。基于中西医学产生和沿革的不同,两者在思维方式上必将存在着很大差异。本章将以中西医学思维方式迥异的根源为问题核心,以不同的思维方式及思维方法为基本线索,最后从人与自然关系中反思中西医思维方式的天人观差异。

第一节　元气论与原子论

　　医学是人类文化的一个缩影,文化背景的不同催生了思维、认知和方法论上的重大不同,从而产生出截然不同的医学体系。在复杂的文化体系中对于本原问题的认知,很大程度上决定着人们探索的进程及结果。著名哲学家张岱年曾做出过这样的论断:"西洋哲学中之原子论,谓一切气皆由微小固体而成;中国哲学中元气论,则谓一切固体皆是气之凝结。亦可谓适成一种对照。"[1]西方古希腊哲学家们追溯到了水、气、火等具体物质形态的东西,甚至后来西方学界把世界的本原归结为原子。同样,中国古代哲学家们也做了种种探索,最终选择元气作为宇宙生成与生命起源的本原。

---

[1] 张岱年.中国哲学大纲[M].北京:商务印书馆,1958:64.

一、东方的元气论与西方的原子论 ·

（一）东方的"元气论"

中国学者将世界的本原归结为"元气"，此后中华文化中几乎处处都有气的踪迹。这是一个非常具有中国传统文化特质的概念，与中国古代哲学和中医学理论紧密地联系在一起。

首先，气是天地万物的本原。《黄帝内经》对"真气"和《难经》对"原气"的论述，都强调元气由禀受于父母的先天之精所化，发源于肾或命门，是人体内存在的最根本的一种气，得到后天水谷之精的资助才能壮大；元气沿三焦自下而上运行全身，推动和协调各脏腑经络的功能活动，为生命活动的原动力，并维系生命活动的健康。

其次，气是无形的弥漫于宇宙的客观存在。气由道派生，既具有道的客观物质性，又有道虚而无形、涵括宇宙的特点。在由古代道家学说发展起来的气学说理论中，气作为天地万物的本原，是一种极精微的物质，虽然无形可见，但却客观实在而可感知。正如张载《正蒙·太和》篇所说的"太虚无形，气之本体……气之为物，散入无形，适得吾体，聚为有象。"气是极精微而又无形的物质，弥漫、渗透、充满于整个宇宙时空而无处不在。

最后，气是联系万事万物的中介。万物源于气，天地之间之所以万物各异，万象纷殊，都是气运动变化的结果。事物之间通过它们的共同本原——气，产生一定的联系。气弥漫充满于宇宙时空，"杲乎如登于天，杳乎如入于渊，淖乎如在于海，卒乎如在于己"。各种事物以其自身的阴阳五行之气为中介，与其他事物发生资生制约、消化转化的联系。中医学恰恰就是利用气为联系万事万物的中介这一特质来说明人体内部五脏之间的联系及与其他生命之间的联系。

总之，气作为哲学逻辑结构的最高范畴，是构成宇宙万物的最原始本原，也是中国古代哲学和中医学的基本范畴。因此，凡将气作为宇宙最初本原的哲学思想，皆可称为"元气论"或"元气一元论"或"气一元论"或"气本原论"。

（二）西方的"原子论"

与东方人一样追寻世界的本原是什么，西方人也同样对这个问题进行了追问和探索。古希腊人最早开始了这一探索，希腊哲学培育了后世哲学各种观点的"胚胎"和"萌芽"，原子论便是其一。

古希腊哲学对医学影响较大的是"元素论"和"原子论"。元素论认为，世界的本原是水、火、土、气这四种"元素",世界万物都是由这四种元素组合而成。原子论认为,世界的本原是原子,原子是最小的不可再分的物质颗粒,世界万物都由原子组合而成。这两种学说的基本思想是一致的,其特点是:组合观与机械论。组合观主张,"元素"或"原子"是分散存在的实体粒子,世界万物都是由这些实体粒子组合而成,其整体是合整体,因而是可以分解的。机械论认为,元素或原子都是不可分割的最小质点,没有内在矛盾,其运动或组合都依赖外力,其运动或组合的基本方式是"碰撞"这种简单的机械运动。

原子论前驱者们关于原子的合理成分、科学因素就成为原子论的基本思想材料。因而,原子论是在继承、发挥前人优秀成果的基础上产生的。

18世纪后,科学由思辨科学向实证科学转变,科学实验逐渐成为人们研究原子理论的重要手段。英国科学家道尔顿立足在科学实验的基础之上,把模糊的猜测与设想变成了明确的、经得起科学实验检验的科学理论。19世纪末20世纪初,物理学有了新的发展,使人们逐渐发现了原子内部的电子、质子、中子及其他基本粒子,从而通过物理途径对原子本身的结构和内部运动规律有了比较清楚的认识,彻底打破了万物是由不可再分的最小物质粒子(分子)构成的假设,修正了原子不可再分割的观念,从而宣告必须摒弃以某种具体物质形态作为世界的本原、本质的想法。

总之,东西方世界本原问题的追溯和探讨从根本上奠定了在此基础上发展起来的中西医学发展方向和未来图景。从气—元论基础上发展起来的中医学则更强调从整体性来认识人的生理病理特点,形成了以整体观念、辨证论治、藏象学说为特色的诊疗体系。在原子论基础发展起来的西医学一方面认为人是独立的由原子组合而成,所以也认为人与环境没有任何统一的联系;另一方面认为人是可分解的,所以提出解剖、分解、还原的研究方法。

二、元气论和原子论对中西医思维的影响

中西方对世界本原问题的追溯和探讨催生了元气论和原子论两种截然不同的文化产物,这种不同的缘起和回答必然会对中西医思维模式的形成打上不同的烙印,并对其发展产生截然相反的作用。因此,从某种意义上说,"中西医学术范式的主要差异,都可以在东西方自然观的比较中找到某些原型"[1]。

---

[1] 何裕民.中西医学的自然观差异及其汇通趋势[J].医学与哲学,1987(6):18.

（一）元气论对中医思维的影响

元气理论不仅在哲学上影响很大，对中医理论的影响也很大，如果说"阴阳"是其理论纲领，"气"则是理论基石。可以说，气是中医学的核心概念。因此，在中医学思维形成过程中必然会受到中国传统文化自然观的深刻影响。气为世界万物的本原、气的物质性、气的运动联系性等气一元论内涵体现了直觉体悟认知思维方式的内在关系，奠定了中国古代哲学和包括中医学在内的古代科学理论思维的基调，是中医理论体系整体观、功能观、运动观形成的哲学基础，并以此产生了中医学思维的具体模式、具体方法等内容。

第一，元气说赋予中医学思维模式以鲜明的直觉思维方式。中医学的直觉思维方式是运用直观类比的方式观察和表达世界，带有感情特征和主观意向。元气论与中国哲学的源头上重视综合直观、直觉体验的本体思想，是一种纳本体体验于认知之中的思维方法[1]，是通过直觉领悟来对人与自然、人自身在不断运动过程中的相互关系进行把握。千百年来，中医通过感官或借助其他技术手段，对自然状态或病态下的人体，进行仔细考察和描绘，形成了一整套中医的观察方法。中医富有直觉的观察方法充分体现了中国传统文化思维的特色，特别注重宏观角度观察和强调整体观念。中国古代医学家勤于观察病情，重视直觉体验，并倾向于意象思维，形成了中医思维方法的特点。《素问·五脏生成》曰："五脏之象，可以类推；五脏相音，可以意识；五色微诊，可以目察；能合色脉，可以万全。"的确，在科学技术不发达的古代，富有直觉的观察法充分调动了中医的观察能力，并且提高了思维的能动性，发挥了思维的创造力。无疑，整个中医学理论就是一个"莫得其偶"的直觉品，这既是时代精神的反映，也是中医学独特魅力所在。

第二，元气说赋予中医学思维模式以整体观和动态性。元气论自然观始终把气看成一个连续的、不可分割的整体。在中医看来，人在本质上是不可分解的。人是一个有机整体，人与环境之间存在着"天然"的不可分割的联系，即人体本身的统一性和人与自然环境的统一性。基于这一观点，中医学研究人体正常生命活动和疾病变化时，注重从整体上、从自然界变化对人体的影响上来认识。它既注重人体解剖组织结构、内在脏腑器官的客观存在，更重视人体各脏腑组织器官之间的联系及功能，强调人体自身内部以及人与外界环境

---

[1] 何凯文.略论气本体论对中医方法论的影响[J]. 中医药理论研究:医学与哲学 (人文社会医学版),2009,30(10):56-58.

之间的统一和谐。《内经》提出"人与天地相应也"。人与天之间所以能够"相应"，就在于"气"，气的连续性和渗透性，就成为天与人之间联系和作用的媒介。中医学也同样重视"五态""七情"等社会因素对人的健康的影响。中医把人与自然、社会及精神因素统一起来，作为一个整体来考察。

同时，元气论认为气是具有相当活力、生机勃发、运动不息的物质。气的运动变化促成了自然界一切事物的纷繁变化。这一观点在中医学思维模式就体现为在运动变化中把握人体的生理状态。中医学把生命活动作为一个整体运动变化的过程来认识。在形态结构上，认为人是以五脏为中心，通过经络系统把六腑、五体、五官、九窍、四肢百骸等全身组织器官联络成一个有机整体，并通过精、气、血、津液的作用，完成机体统一的生命活动。中医各种治病方法中也都体现了这种观点，如气功疗法、针灸疗法在治病的指导思想上讲求扶正固本、辨证施治等。这些方法和指导思想都是从气的角度出发，协调"气化结构"的相互关系，平衡协调气的升降、沉浮、出入、运动，从而达到增强免疫力、防病治病的目的。

第三，元气说赋予中医学思维模式辨证论治的气质和方法。中医辨证思维的方法源于《内经》，奠定于《伤寒杂病论》，经过两千余年的发展，形成独特和固定的模式。中医在实践活动的基础上，以唯物主义和辩证法思想为指导，以儒家道家的"中和"平衡思想为思维方法的主线，以类比、演绎、外揣等为具体的思维方法，对人体生命活动的正常和异常，以及维持正常和纠正异常过程进行理性的认识、归纳和总结。因此，中医学理论体系的建立可以说是中医临床实践过程中所积累的丰富经验与哲学思维相融合的产物。中医学借助中国古代的哲学思维和原理，将其在医疗实践活动中积累的经验和通过观察而获得的大量感性资料上升为理性认识。

综上，中医不论从理论规范上看，还是从思维方式上讲，都渗透着气一元论的基本特征，强调从动态平衡中判断疾病的发生发展过程，在天、地、人统一的整体系统中考察人体的健康和疾病。西医虽然在认识疾病的具体部位和对微观领域的考察上远比中医精确得多、深入得多，但在对人体的整体领悟上和对疾病认识、治疗的思维方式上，与中医相比却显得望尘莫及。这也是建立在气一元论的自然观基础之上的中医学的优势所在。

（二）原子论对西医思维的作用

近现代西医学是在西方哲学及其科学背景下发展起来的，原子论作为欧洲传统唯物主义哲学形成的基础思想，注重粒子、实体、组合、可分解性、外部作用,必然会对西医学思维模式形成和发展产生影响。

第一,原子论自然观给西医思维模式带来了机械论色彩。原子论和元素论是西医学的理论基础,强调整体性是组合的、可分解的。循着这样的思路,西医对病理的分析,是从找寻病原体入手,于是就有了细菌、病毒之类的概念。细菌、病毒等亦是属于哲学"原子"范畴的实体性的存在。"人体是可被分成部件的机器,疾病是生物装置在机能上出了毛病,这可以从细胞或分子水平上加以研究,医生的职责是通过物理或化学手段纠正这种装置的机能故障"[1]。不可避免地就让"人"这个精密复杂的有机体变成了各种零部件的简单机械组合,忽视了人的社会属性、人的个性特征等问题。

第二,原子论自然观给西医思维模式带来了抽象思维的特质。抽象思维是西医学最具特色的思维方式,是在认识活动过程中运用概念、判断、推理等思维手段,对客观真实存在的现象进行间接概括的过程。西医学的抽象思维对疾病的本质及其发生、发展是凭借科学的抽象概念、推理等进行反映,使人们能够通过认识活动而获得远远超出靠感觉、感官直接获得的主观感知知识。西医学还多借助实验室等检验手段,除了表象直述外,对身体内在病变所引起的形态结构以及分子生物等水平的客观指标进行分析。[2]

第三,原子论自然观给西医思维模式带来了还原论的方法。原子论自然观认为世界上的万事万物都可以分解为原子,在考察事物的时候把复杂因素分解为简单因子,这种化繁为简、化整为零的思想也引导着西方医学探究人体的方向。他们的研究领域按照从宏观到微观的顺序,从器官、组织、细胞、分子到量子,各个层次上研究生理机制,进行病理解剖。还原论的思维方式只看到了人体的线性关系,忽视了网状联系;只重局部、生物性因素,忽视整体、社会心理性干扰;只重还原论的探究,忽视人体和疾病还有不可还原的方面。因而,是得不到对疾病和人体的全面精确的认识的。

中西方自然观的各自局限,促使人们进行深刻反省和新的探索,以至出现了这样一股越演越烈的潮流,西方人纷纷从东方自然观中寻找智慧,世界范围内中医热的兴起,对自然疗法的追求就是现代医学向中医自然观的一种回归。与此同时,自然科学的一系列成就也提供了范例,揭示出中西方自然观的相互交合、互为补充,不仅可能,而且将促进现代医学和现代科学的发展。事实上,

[1][美]弗·卡普拉. 转折点[M].北京:中国人民大学出版社,1989:90.
[2]王玉芳.浅析中医学医学模式及其意义[J].中医药信息,2011,28(5):3-4.高雅,王彤.从中西医思维差异论述中医辉格问题解决之路[J].中国中医基础医学杂志,2015,21(10):1254-1255.

"西方科学和中国文化对整体性、协和性理解的很好地结合,将导致新的自然哲学和自然观"[1]。

第二节　系统论与还原论

中西方在追问世界本原问题上形成了完全不同的自然观,不同的自然观在中西医学思维形成发展中打上了各自的烙印,这些形态各异的思维特点必然会影响到中西医学思维方法。思维方法是在科学研究活动中如何发现、分析、解决科学问题的立场、观点、方法的思维体系。

一、中医学朴素系统论思维方法

中医学接受了气一元论,气的复杂性不是只言片语就可以说清道明的,同样中医学如实地研究和认识人的健康与疾病的复杂性和规律,认识到人是世界上最复杂的系统,正是从这个方向研究基本问题和作为突破口。中医学没有像西医学那样走还原研究的道路,而是在古代整体论思维的基础上,发展成为朴素的系统论思维。

（一）什么是系统论思维

学者们对于系统思维并没有统一的界定。《哲学大辞典》认为系统思维是"把物质当作一个整体加以思考的思维方式"。一般来说,系统思维即从系统科学思想的基本观点出发,把研究对象作为系统来看待,着重从要素、系统、环境之间的相互作用和结构与功能之间的相互联系综合地研究和精确地考察对象,以揭示其规律,达到最佳处理问题目的的思维方式。系统性思维遵循的基本原理是:整体性原理、综合性原理、立体型思维、动态性原理及有序性原理。可以说,现代系统科学"彻底改变了世界的科学图景和当代科学家的思维方式"[2]。

（二）中医学朴素系统论思维形成基本条件

中医学由于在本体论上受到气一元论的影响,形成了系统论的思维方法,但仅仅是朴素的系统论思维,不具有现代科学系统论的特质,这是由于当时特

---

[1]［比利时］普里戈金.从存在到演化[J].自然杂志,1980(1):11,14.
[2] H. N. 茹可夫,李树柏.普通系统论和控制论的出现改变了世界科学图景[J].哲学译丛,1979(1):1-3.

定的历史条件所决定的。

在客观上,中国没有西方那样的原子论、还原论思想,虽然早期曾出现过类似的思想观点,但没有得到发展,在中国长期占统治地位的是元气论、朴素系统论思想,中医学是在这样的思想母体中孕育成长起来的。

在主观上,中医学具有其他医学所没有的特殊条件,即几千年的发展没有间断过,且一直掌握着世界上最大的临床样本,在临床实践中长期地、大量地、反复地接触和认识世界上最典型的系统——人。人的健康与疾病的系统特性和系统规律作为一种客观存在,必然反映到中医学的认识中,形成其系统论思维。

（三）中医学朴素系统论思维的主要内容

中国传统思维方式包含了丰富的系统论思想。中国古代哲学认为,世界的本原是个混沌未分的整体,这个"元整体"经过分化而形成万物,所谓"太极生两仪""两仪生四象",最后产生万物;事物内部包含着自我发展的内在动力,即"刚柔相摩、八卦相荡""阴阳交而生物"等内在矛盾构成事物的千变万化。中医学接受了中国传统的系统论思维方式,把它贯彻到临床实践中,很自然地侧重于研究和掌握人的健康与疾病的系统特性和系统规律,形成了中医学的朴素系统论思维。这主要体现在以下几个方面。

1. **在学术思想上** 所持的观点与还原论思维相反,不是"组合-分解""原子-还原"观,而是"分化-整体""元气-系统"观,如实地把人理解为分化系统,强调其整体性、不可分解性、不可还原性,如实地理解和调节其"整体大于部分之和"的特性和内容。

2. **在学术内容上** 气化、阴阳、藏象、经络、辨证论治等理论及其在临床的应用,反映和调节的主要是人的健康与疾病的系统特性和系统规律,人的整体性、联系性、动态性、有序性等特性和规律,都得到深刻的反映和有效的调节。

3. **在防治方法上** 遵循着人的系统特性和规律进行考察和调节,形成了朴素的系统方法。

（四）中医学朴素系统论思维的主要特点

中医学接受中国传统思维中的系统论思想,把它运用于人体生命健康疾病的研究,形成了中医学朴素系统论思想。中医学朴素系统论思想的基本特点:中医学把人理解为分化系统,强调其整体性、不可分解性和不可还原性;注重人体整体性、联系性、动态性和有序性等特点的研究,强调人体内在的自我再生能力的调节等。

朴素系统论是中医学思维方式的本质,是形成中医学术特色的内在根据,是中医学未来发展的优势所在,它具有还原论无法比拟的思维优势。

中医学与系统论的关系,于 20 世纪 80 年代运用系统论、控制论、信息论等一些相关的理论、方法、手段,切入中医中药的研究,逐步形成一个热点,同时也是难点。系统论的重点是:整体中发挥功能的各部分,不能离开整体而孤立存在。

近几十年来,关于中医学思维方式的性质进行了大量的讨论和研究,所取得的基本认识是:朴素系统论思维是中医学思维方式的本质,是形成中医学术特色的内在根据,是中医学在未来发展中具有的一种优势;中西医之间学术争鸣的内在本质是系统论与还原论两种思维方式之间的差异。[1]

二、西医学的还原论思维

还原论思维的思想基础是原子论,原子论的基本观点转化成为还原论思维的基本原理。还原论思维是形成西医学术特色的内在根据,要正确地认识西医学的特色及其与中医学的差异,需要深入地理解还原论思维的性质和特点。

(一) 什么是还原论思维

还原论思维,是把复杂问题分解为较为简单的成分来研究,从低层次规律来揭示高层次现象的思维方法。还原论思维主要原理包括:"组合-分解"原理、"本原-还原"原理、"粒子-实体"原理。主要特点是:把整体分解为部分研究,从部分来解释整体;把高层次降解为低层次来研究,从低层次来解释高层次;把宏观现象降解为微观现象,从微观现象来揭示宏观现象。

西医学还原论思维,就是采用自然科学还原论思维的一般原理,在医学领域对人体生命健康疾病问题进行研究的方法。其基本特点是:把人的整体分解为各部分,再把各部分分解为更小的部分,从部分、微观来解释整体、宏观。把作为生物属性、社会属性、思维属性高度统一的人还原为生物学客体,再把人的生理、病理内容还原为物理、化学过程,最终目标是寻找作为疾病本质的微观实体和作为病原本质的微观粒子。

---

[1] 祝世讷. 系统中医学导论[M]. 武汉:湖北科学技术出版社,1989:2-4.

（二）西医学还原论思维形成基本条件

还原论思维是 16 世纪后在欧洲的特定条件下形成的。

第一是思维方式发展的历史逻辑的产物。古代的整体论没有打开整体，不能了解各种细节，存在直观、模糊、思辨的局限。为了克服这种局限，就必须打开整体去了解部分和细节，16 世纪以后的欧洲具备了这样的条件。从"整体论"走向"分解-还原"，这是思维方式"否定之否定"辩证发展的必然。

第二是欧洲原子论思想复兴的产物。没有原子论就没有还原论，还原论思维是原子论思想的必然产物，古希腊原子论在近代的复兴是形成还原论思维的理论基础。

第三是欧洲近代科学技术革命的产物。欧洲近代发生的科学革命和技术革命，在思维方式上打破了古代整体论的局限，把原子论的观点运用于自然科学研究中，发展了"分解-还原"研究，在实践中逐步形成了还原论思维方式。

第四是对世界的可还原性内容进行研究的产物。世界的许多方面具有可还原性，对于这些内容可以也应该进行还原研究，还原论思维在其适用的范围内具有合理性和必然性。

（三）西医学还原论思维的基本特点

西医学的还原论思维既遵循着还原论思维的一般原理，又具有医学专业的特征，其基本特点可概括为以下几点。

1. **遵循还原论的"组合-分解"原理** 认为人的整体由部分组合而成，复杂的高层次由简单的低层次组合而成，因而具有可分解性，以解剖研究为基础，把人的整体分解为各个部分，再把各个部分分解为更加细小的部分，从部分、微观来解释整体、宏观。

2. **遵循还原论的"原子-还原"原理** 把作为生物属性、社会属性、思维属性高度统一的人还原为生物学客体，再把人的生理、病理内容还原为物理、化学过程，最终目标是寻找作为疾病本质的微观实体和作为病原本质的微观粒子。

（四）西医学还原论思维的进步和局限

还原论思维在人类历史上是一种巨大的进步，它克服了整体论思维的局限，开辟了打开整体向部分、微观深入的道路，使科学认识进一步达到了精确、严格的程度。西医学采取还原论思维，对人体进行分解性、还原性研究，加深了对人体的生物性、化学性和物理性等功能的认识，这是医学科学的巨大进步。

但是，还原论思维方式的适用范围具有局限性，它适合于组合系统的研究，而对于分化系统的研究则原则上不适用，尤其不适合复杂性现象和规律的领域。人体是典型的分化系统,虽然在一定程度上人体可以进行一定的分解和还原,但本质上而言,仍然是不可分解、不可还原的。同时,人体生命作为复杂系统,也是不可简化的(诸如把生物-社会-心理的人简化为生物学的人)。因此,西医还原论思维必然存在诸多缺陷,面对复杂的人体生命科学,需要更为完善的思维方式加以解释与说明。

三、医学思维方式发展方向

医学思维方式的发展,遵循着科学思维发展的一般规律,其历史逻辑或趋势是:从古代的整体论到近代的还原论,再到现代的系统论。医学思维方式的发展方向是遵循"整体论-还原论-系统论"螺旋式发展规律,发展现代系统论思维。

医学思维方式的发展要与本专业的研究对象的特性相适应。医学的研究对象是人的健康与疾病,人是世界上最典型、最复杂的系统,其健康与疾病也典型地体现着人的系统特性和系统规律。人具有整体性,要有整体论思维;人的生理、病理又有可还原的一面,在一定范围和一定程度上需要进行还原性研究。但是,人及其健康与疾病的元整体性、非加和性、有机性、功能性、有序性、自主性等系统特性和系统规律[1],都落在整体论和还原论思维的视野之外,只有系统论思维才能理解和研究它。当医学发展到研究这些复杂性内容和规律的时候,只有现代系统论思维才能与之相适应。

第三节 黑箱方法与白箱方法

中医学与西医学研究的是同一对象,但是由于中西医学时代条件的制约,使得他们在思维方式上的不同,进一步造成了研究方法上的明显差异。

一、中医学的黑箱研究

(一) 什么是黑箱研究

黑箱研究是在不破坏系统的整体,不了解其内部结构和作用机制的情况

---

[1] 祝世讷.中医系统论与系统工程[M].北京:中国医药科技出版社,2002:187-331.

下,把系统作为一个黑箱对其进行考察和调节。也就是说,通过多次有目的地输入信息,并测定信息输出,分析和判断输入和输出之间的规律性关系,根据这种规律对人体病变和治疗进行考察和调节。诸如听诊、叩诊及过敏试验等就是黑箱研究方法。

中医学由于受限于科学发展条件,主要依靠黑箱研究方法,并形成了中医学的专业特色。中医学把人体结构与功能称为"藏",把人的外在状态称为"象",在诊断上可以从"象变"推知"藏变",在治疗上通过治疗引起的"象变"来判断对"藏变"的调节效果和规律。

(二)黑箱研究的一般原则

中医学的黑箱研究遵循着黑箱方法的一般原则,并形成了中医学的专业特色,主要表现在以下几点。

1. **以藏象学说为理论基础**　把人的内部结构与功能称之为"藏",把人的外在状态和变化称之为"象",认为"藏"藏于内而"象"现于外,有诸内必形诸外,"藏变"是"象变"的内在根据,"象变"是"藏变"的外在表现,察其外可以知其内。因此,在诊断上可以从"象变"推知"藏变",在治疗上可以从治疗措施引起的"象变"来判断对"藏变"的调节效果和规律。

2. **通过"四诊"考察黑箱的输出**　把舌、面色、脉象、体征、症状、主诉等作为人体黑箱的输出信息,通过"四诊"进行考察,对这些"象变"的状态、性质、程度等做出分析、综合,为判断人体的"藏变"提供依据。

3. **通过"辨证"进行"藏变"的模型识别**　以八纲辨证、脏腑辨证、六经辨证等把"藏变"分为若干种基本证型,根据"四诊"所获的"象变"信息,判断出其"藏变"属于哪种证型,为进行治疗提供依据。

4. **通过"施治"进行负反馈调节**　根据辨证的结果给以治疗措施——输入,考察其输出的变化,判断出输入(治疗)影响输出(疗效)的规律性关系,据此再依据治疗效应调整治疗措施作为新的输入,再考察新的输出,如此经过多次反复,推动输出向理想的方向变化,直至把集体状态调整到恢复健康。

(三)黑箱研究的进步和局限

黑箱方法在医学发展的过去、现在和未来,都有其不可取代的作用。特别是在临床诊治中,病人的整体性是一个不可动摇的前提,医生不能把每一个就诊的病人都逐一地"打开"变成白箱,在多数情况下必须把病人当作一个黑箱进行诊断和治疗。

"黑"是黑箱研究的长处,其优势在于:不干扰和破坏人的整体性,直接从人的整体着手进行考察和调节;不问人体的内部结构和治疗措施在人体内的作用机制,只考察"输入"(治疗)与"输出"(疗效)之间的规律性关系;根据输入与输出之间的规律性关系,在诊断上可以从"象变"推知"藏变",在治疗上通过治疗引起的"象变"来判断对"藏变"的调节效果和规律。

"黑"是黑箱研究的长处,也是其缺陷。黑箱研究的局限主要是:它不了解系统内部的结构和作用机制,不了解系统中整体与部分、部分与部分之间的相互关系,不了解输入在系统内的作用机制和过程,更不了解输入影响输出的作用机制和过程,因而对于黑箱考察和调节的结果,往往是知其然不知其所以然。黑箱研究的这种局限要靠发展白箱研究来弥补和克服。

 二、西医学的白箱研究

(一) 什么是白箱研究

白箱研究是通过打开研究对象,弄清楚其内部结构和作用机制,以及输入影响输出的作用机制,既调节输入也调节系统的内部结构和作用机制,达到调节和控制系统的输出的目的。西医学对人体的分解研究就是把人体逐步白箱化的过程,但迄今还不能把人体完全白箱化。

西医学以解剖学为基础,采取分解还原方法,把人体内部的结构和作用机制逐步弄清楚,对人体主要采用白箱研究方法。白箱研究有利于从结构上认清病变的病理解剖特征和微观特征,有利于通过生理、生化指标的异常变化,判断病变发展的程度和规律。但是,白箱研究也有其缺陷,它以对人体的整体性的破坏为代价,对于无法打开的人体结构则无能为力。

西医学在近代以来的发展,主攻方向就是运用分解还原方法,对人体进行白箱研究。这种研究以解剖学为基础,一步一步地把人体内部的结构和作用机制弄清楚,现有的解剖学、组织学、胚胎学、生理学、病理学、药理学等,基本上都是沿着这条道路建立起来的。西医学的临床诊治以白箱研究为基础,力图进行白箱控制,发展了日益增多的白箱化研究手段,如病理解剖研究、病理生理研究、尸检,以及化验、透视、B超、CT等影像技术等。

(二) 白箱研究的主要特点

1. **能够从结构上认清病变的病理解剖特征**　白箱研究的首要任务是弄清系统的内部结构,医学的白箱研究可以运用解剖学的知识和方法,认清病变在解剖形态上发生的异常,获得关于病变的定位性认识,病理解剖学为这种白箱研究开辟了道路。

2. 能够从功能上认清病变的病理生理特征 可以运用还原的方法,把病变过程还原为生物的、化学的、物理的等变化,再运用实验方法来检测各种生理、生化指标所发生的异常,可以对病变的性质、程度获得精确、严格的认识。

3. 能够从结构与功能上认清病变的微观特征 随着病理解剖研究和病理研究向微观方向的发展,特别是亚细胞水平和分子水平研究的发展,可以认清在亚细胞水平和分子水平发生的结构与功能的异常,认清病变的诸多微观细节,为从微观层次防治疾病开辟道路。

(三)白箱研究的局限性

"白"是白箱研究的优点,也恰是其缺陷。白箱研究的局限主要有以下几点。

1. 对整体的破坏性 白箱研究必须打开整体,这样一来就不能如实地认识对象的整体特性、整体机制和整体规律。对于不可分解的元整体来说,破坏和抹杀其整体性是不被允许的。

2. 受到条件的限制 在医学特别是临床诊治的现实条件下,有的对象可以白箱化,有的对象只能部分白箱化,有的对象只能黑箱化,不能任意地对任何对象都进行白箱研究。

3. 白箱化的相对性 白箱研究受着客观条件和研究目的的双重制约,有的对象有条件白箱化但研究目的不允许(如门诊病人),有的对象迫切需要把它白箱化但现有条件办不到(如黑洞)。因此,现实的白箱研究只能把对象"白"到一定的程度,绝对的"白"很难达到。医学对人的研究更是这样,目前在形态上白箱化的程度较高,但在功能上白箱化的程度还较低,需要全面地运用黑箱和白箱两种研究,并进一步向水晶箱研究发展。

三、发展水晶箱研究

黑箱研究与白箱研究各有其优势与缺陷,医学研究中应该发挥"黑、白"两种研究的优势,实现优势互补。

水晶箱是整体的,又是透明的,整体没有被分解,内部的结构和作用机制又是清楚的。这是现代系统科学提出的更高级的研究方法,也称为"透视原理"。

水晶箱研究是一种全新的研究方法,它集中了黑箱研究和白箱研究的优点,又克服了黑箱研究和白箱研究的缺点,具有更加完备的性质。如果说白箱研究是"打开森林看清楚树木",黑箱研究是"从森林看森林不见树木"的话,这种水晶箱研究则是"透视森林和树木",是"从森林看森林,从森林看树木,既看森林又看树木"。

医学应当发展关于人的水晶箱研究。要尊重人作为分化系统、元整体的特性,保持其整体性是前提,但又要冲破"黑"整体的局限,发展必要的白箱研究来弥补和充实,正确地处理好一个基本关系——既要保持人的整体性,又要了解人的内部结构和作用机制。这需要在系统论思维的指导下,在保持人的整体性的前提下研究和阐明内部的结构和机制,在认清内部结构和机制的基础上更清楚地阐明人的整体性。

第四节 天人合一与天人对立

中西医学在本体论上的差异导致他们在思维模式方面走上了迥然不同的道路,思维模式的不同则导致了中西医学在思维方法上的各有所长,思维方法上的各有千秋影响了中西医学在研究方法上的选择不同,归根结底这都反映了中西医学天人观上的差异。"天人合一"与"天人相分"这两个哲学理论分别是中国文化和西方文化的内核和灵魂,它们的相异是全部中西文化差异的源头。"合"与"分"构成了中西文化精神的根本差别,"合"与"分"的不同和差别始终贯穿于中西文化的对比之中。

一、天人合一与中医学思维

(一) 中国传统的"天人合一"观

大自然为人类的生存提供一切必需之品;作为农业民族,华夏先民靠天吃饭;人们在大自然的灾害面前无能为力,因此,以生存为前提,加之对自然的仰赖和敬畏,使古人逐渐形成了天人合一的思想观念。

"天人合一"观始于先秦,盛行于两汉,到宋代的张载、程颢和程颐而达到成熟。季羡林先生认为,"天人合一"思想是东方文明的主导思想,是东方综合的思维模式的具体表现。"天人合一"观是中国古代哲学的基本思想,是中华传统文化精神的内核,反映了中国哲学的最根本特征,是中国文化最根本、最深层、最基础的问题,亦是中国传统文化的"基点""基因"。

中国古代所谓"天人合一",其最基本的含义就是肯定"自然界与精神的统一"，在这个意义上，天人合一的命题是基本正确的。关于天人合一的内涵主要有三层意思：天人一致，人体是个小宇宙，天地是个大宇宙；天人相应，人和自然有相似的方面或相似的变化；天人和谐，共持一道，也就是老子说的：人法地，地法天，天法道，道法自然。国学大师季羡林对天人合一有非常精辟的阐述："我曾说天人合一论，是中国文化对人类最大的贡献。""天人合一就是人与大自然要合一，要和平共处，不要讲征服与被征服。"中国古代哲学中的气一元论、阴阳学说和五行学说，他们都有着天人合一的理论背景，天人合一是他们共有的精神实质。

（二）"天人合一"观对中医学思维的影响

"天人合一"观作为中国传统文化的核心思想，把天人看作统一的有机整体，规定了人的物质性、人的价值取向，以及人的认识方式与思维方式，规定了中国哲学的基本走向，并渗透在中华民族的文化心理结构之中。中医学以"天人合一"观为哲学基础，以此作为自己的世界观、方法论和价值观，来建构中医理论体系并指导中医临床实践。

"天人合一"观最突出的特征就是整体观念，中医将人与天地联系起来，从人体本身以及人与自然和社会的关系去考察生命的运动规律，从而形成了自身独特的生命观、健康观、疾病观和防治观。这一思想观念就是中医学所特有的"天、地、人三才一体"的整体医学观。中医学认为，人与自然环境，上至天，下至地，是一个不可分割的有机整体，天与人是和谐统一的；人自身内环境的五脏六腑、气血津液、肢体九窍等也是一个有机整体；人与人之间，即社会也需要协调，亦为一个整体。认识人体和诊治疾病必须注意到自然和社会的诸多因素。人体的生理过程与天地自然变化有相应的联系和共同规律，主张医之为道："上合于天，下合于地，中合于人事。"中医学关于"天人合一"观的认识主要体现为天人同源、天人相应和天人相参等。

二、天人对立与西医学思维

（一）西方传统哲学的"天人相分"说

西方文化的源头是古希腊文化。在天人关系上，古希腊虽有天人和谐说，但希腊哲人更擅长于将"天"——自然作为外在于人类的、独立的认识对象。例如柏拉图的"理念说"，把理念世界和感性世界对立起来，这种主客两分的观念，成为近代西方思维的起点。同时，古希腊还用神话的形式折射出人和自然关系的认识,一方面表现了人和自然的局部分化,使人得以从自然本体中挣脱出来,审视自身、观察自身;另一方面,人和自然的分化还处于初级阶段,人类以自然神论的形式保持着对自然的崇敬。古希腊的哲学家们针对原始文明中人与自然浑然一体、主客不分、缺少自我意识的状态,开始将人类从原始混沌的朦胧状态中分离出来,确立起"天人分离"的二元分立的思维模式。

对于"天人相分""主客相分",人的主体性等观念是在16世纪以后的西方现代哲学中才系统阐述的。这些思想把客体与主体分离开来,表明主体之外的一切事物都成为主体考察和认识的对象。人作为认识主体,为了获得对外界事物的本质和规律性的认识,将整体事物进行层层分割,分解为许多单一的部分和要素,运用逻辑推理和实证的方法,获得对部分和要素的准确认识,再把这些对部分和要素的认识综合到一起,从而获得对整体事物的本质和规律的把握。

西方运用"天人相分""主客相分"的思维模式创造了先进的科学技术和发达的生产力,创造了丰富的物质财富和发达的物质文明。这种"主客相分"思维模式实质上是把人与对象世界区分开来,甚至对立起来,把人提高到主体性的地位,人成为自然和社会的双重主宰。人类借助科学技术,"就可以使自己成为自然的主人和统治者",成为"自然的立法者",人类为了满足自身的生存发展需要,不断向自然界索取甚至掠夺,加剧了人与自然的对立,导致了现代人类文化价值的失衡,从而最终引起全球的人类危机。

(二)"天人相分"说对西医学思维的影响

西方医学以"天人相分"态度来对待人体生命和疾病,遵循"征服自然"的思维。西方人对自己的身体同样感兴趣,把自己的身体作为一个外界研究对象,将人体产生的疾病作为征服和控制的对象,主要表现在以下几个方面。

一是西医学将人体作为物质实体来研究其物理构造,重点关注人体的躯体、器官、细胞、生物分子等形态结构性因素,而忽视人的自我感觉、心理、情感等主观因素和社会环境因素的影响。

二是西医学以人体解剖生理学为基础,采用控制边界条件的实验方法,以生理、病理的客观指标为诊断依据,力求找到实体病因、病灶,但常常忽视人体内在系统的功能作用。

三是西医学在疾病的治疗上,遵循的是对抗思维,运用的是战争模式,采取的是"对抗治疗"。西医把疾病当作敌人,采取的态度就是抵抗、征服和消灭,所以,西医总是想方设法利用各种高科技手段发现实体病因,找到病灶,然后再针对各种致病因素,利用各种高科技手段研制出各种药物,借用药物消灭细菌、病毒,运用药物抗菌、抗感染、抗炎、抗癌、抗病毒等,通过"抗"来直接消除这些实体病因、病灶。针对那些运用药物抵抗不了的,则借用手术等高科技手段摘除或替换某些病变的组织、器官,替代人体的某些功能,所以,西医可以手术换肝、换肾、换心等。化学合成药物的新旧替代与手术疗法是天人分离关系在西医实践中的典型表现,在这方面,近代西医学确实取得了巨大的成就。但是,手术带来的后遗症和化学药物的滥用带来的负面后果不容忽视。

 ## 【结语】

"在两种异质的文化土壤和社会背景中发生发展起来的中西医学,它们之间在观念形态、器用特征、致知方法、医家行为规范以至审美意趣等方面存在明显差异"[1]。但是,中西医学面对同一研究对象——人——是作为生物有机体的"人",而不是作为物质集的"人",中西医学都有各自不可逾越的缺陷。尽管在很多方面都保持了各自研究的独立性和独特性,但是并不意味着两者的背离和矛盾,相反,中医学的哲学思维方式是"自上而下"的整体主义的综合性思维方式,而西医学的知性因果思维方式则是"自下而上"的分析性思维方式,这两种思维方式构成了人类思维的两种基本模式,在医学当中互相不可替代。在探索人类治愈疾病和保持身体健康方面他们保持着高度的一致性,共同构成了完整的医学体系。

[1] 王宝瑞.加强比较医学研究·促进中西医学发展——全国第二界中西医学比较研究学术研讨会综述[J].医学与哲学,1995,16(7):392-393.

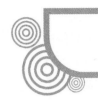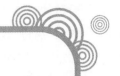

参考书目

1. 冯友兰. 中国哲学史[M]. 上海：华东师范大学出版社，2006.

2. 何裕民. 中医学导论[M]. 北京：中国协和医科大学出版社，2010.

3. 张其成. 中医哲学基础[M]. 北京：中国中医药出版社，2004.

4. 张其成. 中国传统文化概论[M]. 北京：人民卫生出版社，2009.

5. 张其成. 张其成全解周易[M]. 北京：华夏出版社，2017.

6. 张其成. 中医生命哲学[M]. 北京：中国中医药出版社，2016.

7. 祝世讷. 中医系统论与系统工程[M]. 北京：中国医药科技出版社，2002.

8. 祝世讷. 系统中医学导论[M]. 武汉：湖北科学技术出版社，1989.

9. 弗·卡普拉. 转折点[M]. 北京：中国人民大学出版社，1989.

10. 张岱年. 中国哲学大纲[M]. 北京：商务印书馆，1958.

11. 周亚东. 品读中医文化[M]. 北京：中国中医药出版社，2016.

12. 严灿. 明明白白学中医[M]. 广州：广东科技出版社，2015.

13. 邢玉瑞. 中医思维方法[M]. 北京：人民卫生出版社，2010.

14. 邢玉瑞，王小平，鲁明源. 中医哲学思维方法研究进展[M]. 北京：中国中医药出版社，2017.

15. 刘长林. 中国象科学观[M]. 北京：社会科学文献出版社，2006.

16. 郑洪新，吉文辉. 中医药文化基础[M]. 北京：中国中医药出版社，2011.

17. 杨力. 周易与中医学[M]. 北京：北京科学技术出版社，2005.

18. 臧守虎，贾成祥. 中医文化学[M]. 北京：中国中医药出版社，2017.

19. 王琦. 中医原创思维研究十讲[M]. 北京：科学出版社，2015.

20. 蔡建鹰. 古今中医哲理思维概论[M]. 北京：中国医药科技出版社，2005.

21. 孙广仁. 中国古代哲学与中医学[M]. 北京：人民卫生出版社，2009.

22. 郑洪新，吉文辉. 中医药文化基础[M]. 北京：中国中医药出版社，2011.

23. 姜德友. 中医临床思维方法[M]. 北京：中国中医药出版社，2018.

24. 王洪图. 内经[M]. 北京：人民卫生出版社，2000.

25. 郭彧.周易[M].北京:中华书局,2006.

26. 金虹.中医药历史文化基础[M].北京:中国中医药出版社,2018.

27. 楼宇烈.中国文化的根本精神[M].北京:中华书局,2018.

28. 方立天.中国古代哲学(上)[M].北京:中国人民大学出版社,2006.

29. 张帆.中国哲学经典著作导读[M].西安:西安交通大学出版社,2013.

30. 李德新,刘燕池.中医基础理论[M].北京:人民卫生出版社,2019.

31. 程雅君.中医哲学史(第一卷)[M].成都:巴蜀书社,2009.

32. 刘鹏.渐晓中医——中医是什么[M].南京:东南大学出版社,2014.

33. 彭子益.圆运动的古中医学[M].北京:中国中医药出版社,2007.

34. 王朝阳.中医气化结构理论——道、天地、阴阳[M].北京:中国中医药出版社,2018.